中原历代
中医药
名家 文库

中医名家珍稀典籍校注 丛书

主编 许敬生

十四经发挥 校注

〔元〕滑寿 撰

赖谦凯 田艳霞 校注

河南科学技术出版社
· 郑州 ·

图书在版编目(CIP)数据

《十四经发挥》校注/(元)滑寿撰;赖谦凯,田艳霞校注.—郑州:河南科学技术出版社,2017.2(2024.8重印)

ISBN 978 - 7 - 5349 - 6134 - 2

Ⅰ.①十… Ⅱ.①滑… ②赖… ③田… Ⅲ.①经络–中国–元代 ②《十四经发挥》–注释 Ⅳ.①R224.1

中国版本图书馆 CIP 数据核字(2016)第 308240 号

出版发行:河南科学技术出版社
　　　　　地址:郑州市郑东新区祥盛街 27 号　　邮编:450016
　　　　　电话:(0371)65788613　65788629
　　　　　网址:www.hnstp.cn
策划编辑:李喜婷　马艳茹
责任编辑:邓　为
责任校对:崔春娟
封面设计:张　伟
版式设计:若　溪
责任印制:朱　飞
印　　刷:永清县晔盛亚胶印有限公司
经　　销:全国新华书店
幅面尺寸:185 mm×260 mm　　印张:7.75　　字数:80 千字
版　　次:2017 年 2 月第 1 版　　2024 年 8 月第 2 次印刷
定　　价:58.00 元

中原历代中医药名家文库（典籍部分）

主　　编　许敬生
副 主 编　冯明清　侯士良　卢丙辰　刘道清
学术秘书　马鸿祥

序

河南省地处中原，是中华民族优秀文化发祥地，从古及今，中原大地诞生许多杰出之士，他们的文化精神和伟大著作，一直指引着中华民族科学文化的发展与进步。老子、庄子、张衡、许慎、杜甫、韩愈等伟大思想家、科学家、文字学家、诗人、文学家在中国文化史上，做出伟大贡献。诞生于南阳的医圣张仲景两千年来以其《伤寒论》《金匮要略》一直有效地指导着中医理论研究与临床实践。中原确为人杰地灵之区。

河南省诞生许多著名中医学家，留下大量优秀中医著作。北宋淳化三年编成之《太平圣惠方》卷八收录《伤寒论》，为孙思邈所称"江南诸师秘仲景要方不传"残卷秘本，可觇辗转传抄于六朝医师手中的《伤寒论》概貌。《伤寒补亡论》作者郭雍，从父兼山学《易》，事载《宋元学案·兼山学案》，以治《易》绪馀，精究宋本《伤寒》，其书可补宋本方剂之不足、条文之缺失，可纠正《伤寒卒病论》"卒"字之讹，谓"卒"是"杂"字俗写而讹者，郭书对研究考证宋本《伤寒论》甚为重要。丛书所收诸家之作，大多类此。

中医发展，今逢盛世。河南科学技术出版社高瞻远瞩，不失时机地将河南省历代中医药名家著作精选底本，聘请中医古代文献专家许敬生教授担任主编，组织一批专家教授进行校勘注释予以出版，这对于继承和发展中医药事业具有重大意义。本书汇集之作，皆为中医临床及理论研究必读之书。 读者试展读之，必知吾言之不谬。

振兴中医，从读书始。

北京中医药大学　钱超尘
2014 年 1 月 1 日

前　言

　　中原是华夏文明的主要发祥地，光辉灿烂的中原古代文明造就了丰富多彩的中医药文化。

　　中州自古多名医。在这块土地上，除了伟大的医圣张仲景之外，还产生了许多杰出的医学家。早在商代初期，就有商汤的宰相伊尹著《汤液》发明了汤剂。伊尹是有莘国（今河南开封县，一说是嵩县、伊川一带）人。早期的医方大家、晋朝的范汪是颍阳（今河南许昌）人，一说南阳顺阳（今河南内乡）人，他著有《范汪方》。较早的中医基础理论著作《褚氏遗书》的作者、南朝的褚澄是阳翟（今河南禹州）人。唐代的针灸和中药名家甄权是许州扶沟（今河南扶沟）人，寿103岁。唐代名医张文仲为高宗时御医，是治疗风病专家，曾著《疗风气诸方》，为洛州洛阳（今河南洛阳）人。对痨病（结核病）提出独到见解，著有《骨蒸病灸方》一卷的崔知悌是许州鄢陵（今河南鄢陵）人。中国现存最早的食疗专著《食疗本草》的作者，唐代的孟诜是汝州（今河南汝州）人。北宋著名的医方类书《太平圣惠方》的作者王怀隐是宋州睢阳（今河南商丘）人。宋代著名的儿科专家阎孝忠是许昌（今河南许昌）人，他为恩师编写《小儿药证直诀》一书，使儿科大师钱乙的学说得以传世。北宋仁宗时，"校正医书局"中整理古医书的高手有好几位河南人。如撰《嘉祐本草》的掌禹锡为许州郾城（今河南漯河市郾城区）人，完成《重广补注黄帝内经素问》的孙兆、孙奇，均为卫州（今河南卫辉）人。 北宋医家王贶是考城（今河南兰考）人，著有《全生指迷方》，《四库全书提要》评价说："此书于每证之前，非惟详其病状，且一一详其病源，无不辨其疑似，剖析微茫，亦可为诊家之枢要。"北宋末期的著名医家、《鸡峰备急方》（又称《鸡峰普济方》）的作者张锐是郑州（今河南郑州）人。 南宋的伤寒大家，《伤寒补亡论》的作者郭雍是洛阳（今河南洛阳）人。 南宋法医学家郑克是开封（今河南开封）人，他著的《折狱龟鉴》是与宋慈的《洗冤集录》齐名的一部法医著作。 金元四大家之一，攻下派的代表金代张子和是睢州考城（今河南兰考县，一说民权县）人。 元代名医滑寿祖籍是襄城（今河南襄城县）人，他著有《读素问钞》《难经本义》，对《黄帝内经》和《难经》的研究做出了巨大贡献；他著的《诊家枢要》和《十四经发挥》分别是诊断学专著和针灸专著，均在中医发展史上占有光辉的一页。 明太祖朱元璋的五皇子朱橚，就藩在开封，为周定王，他著的《救荒本草》，以河南的灾荒为背景写成，开创了对野生可食植物的研究，对后世产生了深远影响。 著名的医史专家、明代的李濂是祥符（今河南开封）人，他的《医史》十卷，是我国首次以"医史"命名的医学史专著，书中为张仲景、王叔和、王冰等人补写了传记。 清代名医，《嵩崖尊生全书》的作者景日昣，是登封（今河南登封）人。 清代温病学家的北方代表人物、《寒温条辨》的作者杨栗山是中州夏邑（今河南夏邑）人。 清代著名的植物学家吴其濬，是河南固始县人，他撰写的《植物名实图考》和《植物名实图考长编》，不仅是植物学的名著，也是继《本草纲目》后最重要的本草类著作，对世界医学曾产生过重要影响。 还有很多很多，不再一一列举。 据不完全统计，史传和地方志中有籍可考的河南古代医家多达1000余人。《周易·系辞上》曰："子曰：'书不尽言，言不尽意'。"这些著名的医家，犹如璀璨的群星，照亮了中医学发展的历史道路。

粤稽往古，从火祖燧人氏点燃华夏文明之火，改变了先民的食性，到酒圣杜康发明酿酒，促进了医药的发展；从殷墟甲骨文到许慎的《说文解字》，作为中医药文化载体的汉字，其发展过程中的主要阶段得以确立和规范；从伏羲制九针、岐黄论医道，创立岐黄之学，到伊尹著《汤液》，创中医汤剂；从道圣老子尚修身养性、庄子倡导引养生，到医圣仲景论六经辨证而创经方，确立辨证论治法则，成为中医学术的核心思想和诊疗模式，中医的经典著作《黄帝内经》《伤寒杂病论》《神农本草经》等纷纷问世；从佛教于汉代传入中国，直到禅宗祖庭少林寺融禅、武、医于一体而形成的禅医文化，这一切均发生在中原大地。

寻根溯源，我们深深感到是光辉灿烂的中原文明，孕育了中华瑰宝——中医药文化。经过几千年的历史积淀，中医药文化在中原文明的沃土中生根开花、发展壮大，并从儒、道、释及华夏文明的多个领域中汲取精华和营养，逐渐在九州大地兴旺发达，一直传到五洲四海，为华夏文明增添了绚丽的色彩，为人类的健康做出了杰出的贡献。作为后人，作为中医药文化的传承者，不能忘记，这是我们的历史，这是我们的根脉。

中原古代医药名家留下的宝贵著作，积淀了数以千年的中医精华，养育了难以计数的杏林英才。实践证明，中医的成才之路，除了师承和临证以外，读书是最基本的路径。

为了保护和传承这笔宝贵的文化财富，让广大读者顺利阅读这些古籍，并进一步深入研究中原医学，我们组织了一批中医专家和从事中医文献研究的专家，整理编写了这套《中原历代中医药名家文库·典籍部分》。计划出版 40 余部，首批校注出版 19 部，随后陆续整理出版。此套丛书，均采用校注的形式，用简化字和现代标点编排，每本书前都有对该书基本内容和学术思想的介绍及校注说明，在正文中随文出校语，做注释，注文力求简明扼要，以便读者阅读。

对中医古籍的整理研究，既是对中医学术的继承，又是对中医学术的发展；既是对前人经验的总结，又是对后人运用的启示；既可丰富基础理论，又可指导临床实践。其意义深远，不可等闲视之。为了"振兴中医"和实现"中原崛起"这伟大的历史使命，我们这些生于斯、长于斯的中原中医学子，愿意尽一点绵薄之力。当然，由于水平所限，难免会出现一些缺点和错误，恳请学界同道和广大读者批评，以便我们及时修正。

此套丛书得以付梓，要诚挚感谢河南科学技术出版社的汪林中社长、李喜婷总编、马艳茹副总编等领导和医药卫生分社的同志们，是他们的远见卓识和辛勤劳作玉成了此事。承蒙著名中医文献专家、北京中医药大学钱超尘教授在百忙中为本套丛书作序，深表谢意。时值辞旧迎新之际，祝愿我们的中医事业永远兴旺发达。

许敬生

2014 年 1 月 5 日

于河南中医学院金水河畔问学斋

原书作者及书籍内容和学术价值简介

一、作者生平

滑寿（约 1304—1386），字伯仁，晚号撄宁生，元末明初著名医学家。祖籍襄城（今河南襄城县），后迁仪真（今江苏仪征市），又迁余姚（今浙江余姚县）。初习儒，工诗文，后从名医王居中学医，从高洞阳学习针法，他不仅精通《素问》《难经》，而且融通张仲景、刘守真、李东垣三家学说，为人治病有"奇验"，"所至人争延，以得诊视决生死为无憾"。而且，他"无问贫富皆往治，报不报弗较也"的崇高医德，也受到了时人的赞誉。他著述甚丰，计有：《读素问钞》三卷，《难经本义》二卷，《十四经发挥》三卷，《诊家枢要》一卷，《脉理存真》三卷，《医学引彀》四卷，《滑氏脉诀》一卷，《撄宁生要方》一卷，《撄宁生补泻心要》一卷，《医学蠹子书》五卷，《麻疹全书》四卷，以及《滑伯仁正人明堂图》《读伤寒论钞》《痔瘘篇》《滑氏医韵》等十五种之多。

二、本书内容及其学术成就

《十四经发挥》是滑寿在元代蒙古族学者忽泰必烈的《金兰循经

取穴图解》（简称《金兰循经》）一书的基础上补注、改编而成的一部阐明经络学说的重要著作。全书共三卷，完成于元至正元年（1341年），约刊于明洪武元年（1368年）。卷上为"手足阴阳流注篇"，统论经脉循行的规律，滑寿摘录了《金兰循经》中关于经脉循行流注的原文，并加以注释；卷中为"十四经脉气所发篇"，依据十二经脉和任督二脉的流注次序分别论述各经经穴歌诀、相应脏腑功能、经穴部位和经脉主病等；卷下为"奇经八脉篇"，参考《黄帝内经》《难经》《针灸甲乙经》《圣济总录》等书对奇经八脉起止、循行路线、所属经穴部位及主病等予以系统论述。全书并附有俯、仰人尺寸图及十四经经穴图。

本书主要特点有三。

1.循经考穴 在滑寿之前，《素问·骨空论》《灵枢·经脉篇》对十四经的循行皆有论述，《针灸甲乙经》《铜人腧穴针灸图经》等对于穴位也早有论述。但各书中穴位的归经有所不同，而滑寿采用"循经考穴"的方式，对《金兰循经》所载三百五十四穴逐一归经，并完全按《灵枢·经脉》十二经流注次序及方向加以排列，对于后世腧穴归经及其排列方法产生了很大影响，如高武的《针灸聚英》、杨继洲的《针灸大成》等对于经穴的处理，就都是完全按照十四经的顺序排列的。

2.首创经穴歌 滑寿循经考订穴位，"复虑隧穴之名，难于记忆"，于是联成韵语，列于各经之前。如"手阳明大肠经穴歌"，即为"手阳明穴起商阳，二间三间合谷藏，阳谿偏历历温溜，下廉上廉三里长，曲池肘髎迎五里，臂臑肩髃巨骨当，天鼎扶突禾髎接，终以迎香二十穴"。就用歌诀的形式概括了二十个穴位，非常利于记忆与背诵。《十四经发挥》中所载的十四首经穴歌及经脉病候都是滑寿自己所创，对腧穴的推广与普及发挥了很大的作用。

3.提高任督二脉的地位　本书把任督二脉提高到与十二正经同等的地位，倡十四经之说，对针灸学的发展影响很大，正如承淡安所云："针灸得盛于元代，滑氏之功也。"

三、校注说明

本次校注以日本庆安二年己丑（1649 年）大阪河内屋喜兵卫刻本（简称"庆安本"）为底本，以日本享保十六年辛亥（1731 年）皇都书林永田调兵卫刻本（简称"享保本"）为主校本。参校本有明《薛氏医案》（简称"薛氏本"），1921 年大成书局石印本（简称"石印本"），1936 年无锡中国针灸学研究社铅印本（承澹盦本，简称"承氏本"）。

本书校注方法如下。

（1）原书为繁体竖排，今用简体横排，并采用现代标点符号。

（2）原书异体字、通假字、古字、避讳字，或前后用字不一者，一般予以训释，版蚀湮灭之处，据校本补出。

（3）底本与校本不一致，而错讹、脱漏、衍文、倒文者，一般不在原文中改正，而出校记说明；无法确定者则存疑。

（4）对文中一些疑难字词，简略注释，一般不出书证；采用汉语拼音和直音相结合的方法注音。

（5）原文表示"上下"之意的"右左"，均直接改为"上下"。

（6）原"凡例"各条前均有段落间隔符"一"，今横排后易与表序数的"一"相混，故均改作序号。

校注者
2013 年 2 月

新刊十四经络发挥序

十四经络发挥①者，发挥十四经络也。经络在人身，手三阴三阳，足三阴三阳，凡十有二，而云十四者，并任、督二脉言也。任、督二脉，何以并言？任脉直行于腹，督脉直行于背，为腹背中行诸穴所系也。手太阴肺经，左右各十一穴；足太阴脾经，左右各二十一穴；手阳明大肠经，左右各二十穴；足阳明胃经，左右各四十五穴；手少阴心经，左右各九穴；足少阴肾经，左右各二十七穴；手太阳小肠经，左右各十九穴；足太阳膀胱经，左右各六十三穴；手厥阴心包经，左右各九穴；足厥阴肝经，左右各十三穴；手少阳三焦经，左右各二十三穴；足少阳胆经，左右各四十三穴；兼以任脉中行二十四穴，督脉中行二十七穴，而人身周②矣。医者明此，可以鍼③，可以灸，可以汤液投之，所向无不取验。后世医道，不明古先圣王救世之术，多废不讲。鍼、灸、汤液之法，或歧为二，或参④为三，其又最下。则鍼行者百一，灸行者什二，汤液行者什九而千万。抑⑤何多寡之相悬⑥耶？或者以鍼误立效，灸次之，而汤液犹可稍缓乎？是故业彼者多，业此者寡也。噫！果若是，亦浅矣哉，其用心也！夫医之治病，犹人之治水，水行于天地，犹血气行于人身也。沟渠亩浍⑦，河泖川渎⑧，皆其流注交际之处，或壅焉，或塞焉，或溢焉，皆足以害治而成病。苟不明其向道⑨而欲治之，其不至于泛滥妄行者，否也。 医之治病，一迎一随，一补一泻，一汗一下，一宣一导，凡所以取其和平者，亦若是耳，而可置经络于不讲乎？滑伯仁氏有忧之，故为之图，为之注，为之歌，以发挥之。 周悉详尽，曲畅旁通⑩，后之医者，可披卷而得焉。 伯仁氏之用心亦深矣哉！ 后伯仁氏而兴者，有薛良武氏焉。 良武氏潜心讲究，其所自得，亦已多矣，乃复校正是书而刊诸梓⑪，欲以广其传焉，推是心也，即伯仁氏之心也。 良武名铠，为吴之长洲人。 有子曰己者，今以医判南京太医事⑫，尤以外科名，而外科者，恃⑬其一也，君子谓其能振家业云。

嘉靖戊子⑭冬闰十月望日⑮前进士姑苏西阊⑯盛应阳斯显书于金陵官舍

【校注】

① 发挥：把意思或道理充分表达出来。

② 周：完备。

③ 鍼："针"的异体字。 下同。

④ 参：通"叁"。

⑤ 抑：连词，表示转折。 下同。

⑥ 相悬：差别大，相去悬殊。

⑦ 沟渠亩浍（kuài 快）：泛指田中的高地、水沟。 亩，田间高处，垄。 浍，田间水沟。

⑧ 河泖（mǎo 卯）川渎：泛指江河湖泊。 泖，水面平静的小湖。

⑨ 向道：方向路途。

⑩ 曲畅旁通：周尽畅达，相互贯通。

⑪ 梓：木头雕刻成印刷用的书板，多用梓木，故代指印刷出版。

⑫ "有子曰己者"二句：薛铠的儿子叫薛己，现任南京太医院院判。1421 年明
    朝迁都北京后，南京仍设置太医院。

⑬ 恃：薛氏本作"恃"，可参。

⑭ 嘉靖戊子：1528 年。嘉靖，1522—1566 年，明世宗朱厚熜的年号。

⑮ 望日：农历每月十五或十六日。

⑯ 姑苏西阊（chāng 昌）：指苏州城西门。阊，门。

十四经发挥序

人具九脏之形，而气血之运，必有以疏载之^①，其流注^②则曰历、曰循、曰经、曰至、曰抵，其交际^③则曰会、曰过、曰行、曰达者，盖有所谓十二经焉。十二经者，左右手足各备阴阳者三，阴右而阳左也，阳顺布而阴逆施也。以三阳言之，则太阳、少阳、阳明。阳既有太、少矣，而又有阳明者何？取两阳合明之义也。以三阴言之，则太阴、少阴、厥阴。阴既有太、少矣，而又有厥阴者何？取两阴交尽之义也。非徒经之有十二也，而又有所谓孙络者焉。孙络之数，三百六十有五，所以附经而行，周流而不息也。至若阴阳维、跷，冲、带六脉，固皆有所系属，而唯督、任二经，则苞^④乎腹背而有专穴，诸经满而溢者，此则受之，初^⑤不可谓非常经而忽略焉，法宜与诸经并论，通考其隧穴六百五十有七者，而施治功，则医之神秘尽矣。盖古之圣人契^⑥乎至灵，洞视无隐，故能审系脉之真，原^⑦虚实之变，建名立号，使人识而治之。虽后世屡至抉膜导筵^⑧，验幽索隐，卒不能越其范围，圣功之不再，壹至是乎？由此而观，学医道者，不可不明乎经络，经络不明，而欲治夫疢疾^⑨，犹习射而不操弓矢，其不能也决矣。濂之友滑君，深有所见于此，以《内经·骨空》诸论，及《灵枢·本输篇》所述经脉，辞旨简严^⑩，读者未易即解，于是训其字义，释其

一

名物，疏⑪其本旨，正其句读，厘⑫为三卷，名曰《十四经发挥》。复虑隧穴之名，难于记忆，联成韵语，附于各经之后，其有功于斯世也，不亦远哉！世之著医书者，日新月盛，非不繁且多也。 汉之时，仅七家耳，唐则增为六十四，至宋遂至一百七十又九，其发明方药，岂无其人？纯以《内经》为本，而弗之杂者，抑何其鲜⑬也！若金之张元素、刘完素、张从正、李杲四家，其立言垂范⑭，殆或庶几者乎？ 今吾滑君⑮起而继之，凡四家微辞秘旨⑯，靡⑰不贯通，发挥之作，必将与其书并传无疑也。 呜乎！橐籥一身⑱之气机，以补以泻，以成十全之功者，其唯针砭之法乎？ 若不明于诸经而误施之，则不假⑲锋刃而戕贼⑳人矣。 可不惧哉！纵诿㉑曰：九针之法，传之者盖鲜。 苟以汤液言之，亦必明于何经中邪，然后注何剂而治之，奈何粗工绝弗之讲也。 滑君此书，岂非医途之舆梁㉒也歟！濂故特为序之以传，非深知滑君者，未必不以其言为过情㉓也。 滑君名寿，字伯仁，许昌人，自号为撄宁生，博通经史诸家言，为文辞，温雅有法，而尤深于医，江南诸医，未能或之先也。 所著又有《素问钞》《难经本义》，行于世。《难经本义》，云林危先生素㉔尝为之序云。

翰林学士亚中大夫㉕知制诰㉖兼修国史金华宋濂㉗谨序

【校注】

① 以疏载之：凭借通畅的路径以运载之。 疏：通也。

② 流注：经络气血运行灌注。

③ 交际：交汇。

④ 苞：薛氏本为"包"，可从。

⑤ 初：据文义当为"切"。

⑥ 契：相投，相合。

⑦ 原：探究。

⑧ 抉（jué 决）膜导筳：筳，《宋文宪公全集》作"窍"，义长可从。 抉，剔出。

⑨ 疢（chèn 趁）疾：疾病。

⑩ 辞旨简严：文章的主旨和文辞简朴而严谨。

⑪ 疏：注解，注释。

⑫ 厘：整理。

⑬ 鲜：非常少。 下同。

⑭ 立言垂范：垂示范例。 立言，指著书立说。

⑮ 吾滑君：承氏本为"吾友滑君"，义长可从。

⑯ 微词秘旨：深奥的含义，隐秘的意旨。

⑰ 靡（mí 米）：无，没有。

⑱ 橐籥（tuóyuè 驮越）一身：犹如橐籥的人体。 橐籥：古代的一种鼓风吹火器。 橐，以牛皮制成的风袋。 籥，古代乐器，形状像箫，这里借喻橐的输风管。

⑲ 假：借。 下同。

⑳ 戕贼：伤害，残害。

㉑ 诿（wěi 伟）：推托，把责任推给别人。

㉒ 舆梁：车辆和桥梁，比喻能起引导、过渡作用的事物或方法。

㉓ 过情：超过实际情形。

㉔ 云林危先生素：危素（1303—1372），字太朴，号云林，金溪（今江西金溪）人，元末明初历史学家、文学家。 元时曾负责主编宋、辽、金三部历史，并注释《尔雅》。

㉕ 亚中大夫：文散官名，元仁宗时改少中大夫置，元、明两代均为从三品初授之阶。

㉖ 知制诰：掌管起草诰命之意，后用作官名。 唐初以中书舍人为之，掌外制，

其后亦有以他官代行其职者，则称某官知制诰。 明代翰林学士或内阁学士，
得兼此职，宋濂即以翰林学士兼知制诰。 清代废。

㉗ 宋濂：宋濂（1310—1381），字景濂，号潜溪，浦江（今浙江义乌）人，元末
明初文学家，与高启、刘基并称为"明初诗文三大家"。

十四经发挥序

观文于天者，非宿度①无以稽七政②之行；察理于地者，非经水③无以别九围④之域。矧⑤夫人身而不明经脉，又乌知荣卫⑥之所统哉？此《内经·灵枢》之所由作也。窃尝考之，人为天地之心，三材⑦盖一气也。经脉十二，以应经水；孙络三百六十有五，以应周天之度；气穴称是，以应周期之日。宜乎荣气之荣于人身，昼夜环周，轶天旋之度，四十有九。或谓卫气不循其经，殆以昼行诸阳、夜行诸阴之异，未始相从，而亦未尝相离也。夫日星虽殊，所以丽乎天者，皆阳辉之昭著也；河海虽殊，所以行乎地中者，寔⑧一水之流衍⑨也。经络虽交相贯属⑩，所以周于人身者，一荣气也。噫！七政失度，则灾眚⑪见焉；经水失道，则泽潦⑫作焉；经脉失常，则所生、是动之疾⑬，繇⑭是而成焉。以故用针石者，必明俞穴⑮，审闾⑯阖，因以虚实，以补泻之。此《经脉》《本输》之旨，尤当究心⑰。《灵枢》世无注本，学者病⑱焉，许昌滑君伯仁父⑲，尝著《十四经发挥》，专疏手足三阴三阳及任督也。观其图章训释，纲举目张，足以为学者出入向方⑳，实医门之司南㉑也。即成，将锲梓㉒以传，征余叙其所作之意，余不敏，辄书三材一气之说以归之。若别经络筋骨度㉓之属，则此不暇备论也。

时至正甲辰㉔中秋日四明㉕吕复㉖养生主书于票骑山之樵舍

【校注】

① 宿度：天空中二十八宿各占的度数。

② 稽七政：计算天空的七星。 稽，考核，计算。 七政，指日、月和金、木、水、火、土五星。

③ 经水：河水的干流。

④ 九围：九州。

⑤ 矧（shěn 沈）：况且。

⑥ 荣卫：荣，通"营"，指营气。 承氏本作"营"义长可从。 卫，指卫气。《素问·痹论》："荣者，水谷之精气也……卫者，水谷之悍气也。"

⑦ 三材：指天、地、人。

⑧ 寔："实"的异体字。 下同。

⑨ 流衍：充溢也。

⑩ 贯属：连贯，连属。

⑪ 灾眚（shěng 省）：灾殃，祸患。

⑫ 泽潦（jiàng lào 降涝）：洪水。

⑬ 所生、是动之疾：指所生病与是动病。 所生病是脏腑病变延及所属经脉，反映于经脉循行路线的病证；是动病是经络循行路线的病证，引致所络脏腑的病证。 下同。

⑭ 繇：同"由"，从，自。

⑮ 俞穴：即"腧穴"。 俞，通"腧"。 也称"孔穴""穴道"，为人体脏腑经络气血输注出入之处。

⑯ 阍：通"开"。 下同。

⑰ 究心：专心研究。

⑱ 病：担心，忧虑。

⑲ 父：同"甫"。古代在男子名字下加的美称。

⑳ 向方：方向，前进的目标。

㉑ 司南：我国古代辨别方向用的一种仪器，作用同现代的指南针。后用于比喻行事的准则，正确的指导。

㉒ 锓（qīn 寝）梓：刻板印刷。

㉓ 经络筋骨度：承氏本无"筋"字。

㉔ 至正甲辰：1364 年。至正，1341—1370 年，元惠宗的第三个年号，也是元代的最后一个年号。

㉕ 四明：宁波的别称，以境内有四明山而得名。

㉖ 吕复：吕复(1332—1394)，字仲善，号易窗，江西兴国人，史学家，《元史》编者之一。

自　序

　　人为气血之属，饮食起居节宣微爽①，不能无疾。疾之感人，或内或外，或大或小，为是动，为所生病，咸②不出五脏六腑，手足阴阳。圣智者兴，思有以治之，于是而入者，于是而出之也③。上古治病，汤液、醪醴为甚少，其有疾，率取夫④空穴经隧之所统系，视夫邪之所中，为阴、为阳而灸刺之，以驱去其所苦。观《内经》所载服饵之法才一二，为灸者四三，其他则明鍼刺，无虑⑤十八九。鍼之功，其大矣！厥后方药之说肆行，鍼道遂寝⑥不讲，灸法亦仅而获存。鍼道微而经络为之不明，经络不明，则不知邪之所在，求法之动中机会，必捷如响，亦难矣！若昔轩辕氏、岐伯氏斤斤⑦问答，明经络之始末，相孔穴之分寸，探幽摘邃，布在方册，亦欲使天下之为治者，视天下之疾，有以究其七情六淫之所自，及有以察夫某为某经之陷下也；某为某经之虚若实⑧，可补泻也；某为某经之表里，可汗可下也。鍼之，灸之，药之，饵之，无施不可，俾免夫噸蹙⑨呻吟，抑已备矣。远古之书，渊乎深哉！于初学或未易也，乃以《灵枢经·本输篇》《素问·骨空》等论，衷⑩而集之，得经十二，任督脉云⑪行腹背者二，其隧穴之周于身者，六百五十有七，考其阴阳之所以往来，推其骨空之所以驻会，图章训释，缀以韵语，厘为三卷，目之曰《十四经发挥》。庶几乎发前人之万一，且以示初学者，于是而出入之向方也。乌乎！考图以穷其源，因文以求其义，尚不戾⑫前人之心，后之君子，察其勤而正其不逮⑬，是所望也。

至正初元⑭闰月六日许昌滑寿自序

【校注】

① 节宣微爽：节制和宣散稍有失误。爽：失误。

② 咸：全，都。

③ "思有以治之"三句：思察有疾病即予治疗，从此处侵入的病邪，仍从此处将其驱除。

④ 夫：文言指示代词，相当于"这"或"那"。下同。

⑤ 无虑：大约，大概。

⑥ 寝：止，息。

⑦ 斤斤：明察的样子。

⑧ 虚若实：本为虚证，表现却似实证。

⑨ 嚬蹙（pín cù 频促）：皱眉蹙额。

⑩ 裒（póu 抔）：聚集。

⑪ 云：承注本作"之"，当从。

⑫ 戾：违背，违反。

⑬ 不逮：不足之处，过错。

⑭ 至正初元：1341年。初元，指元年。

二

十四经发挥凡例

一、十二经所列次第，并以流注之序为之先后，附以任督二奇者，以其有专穴也。 总之为十四经云。

二、注者，所以释经也。 其训释之义，凡有三焉：训字一义也，释身体腑脏名物一义也，解经一义也。 其载穴法分寸，则圈以别之。

三、各经既于本经详注处所，其有他经交会处，但云见某经，不必复赘。

四、经脉流注，本经曰历、曰循、曰至、曰抵；其交会者曰会、曰过、曰行。 其或经行之处，既非本穴，又非交会，则不以上例统之。

五、奇经八脉，虽不若十二经之有常道，亦非若诸络脉之微妙也。 任督二脉之直行者，既已列之十四经，其阴阳维、蹻，冲、带六脉，则别具编末，以备参考。

目　　录

卷　上

十四经发挥

手足阴阳流注篇

许昌撄宁生滑寿伯仁　著？

吴郡会仁① 薛铠良武　校刊

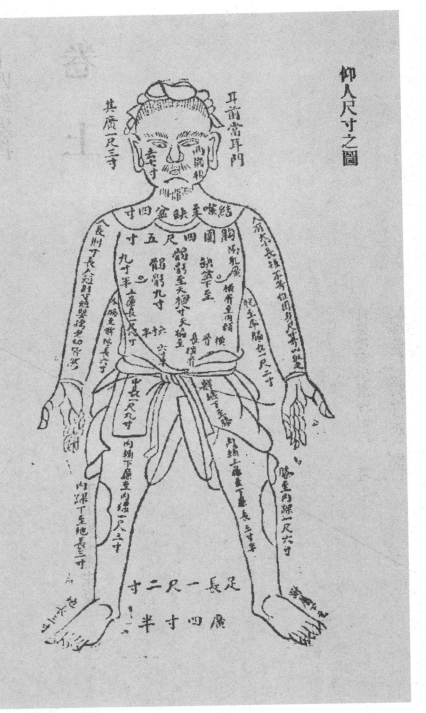

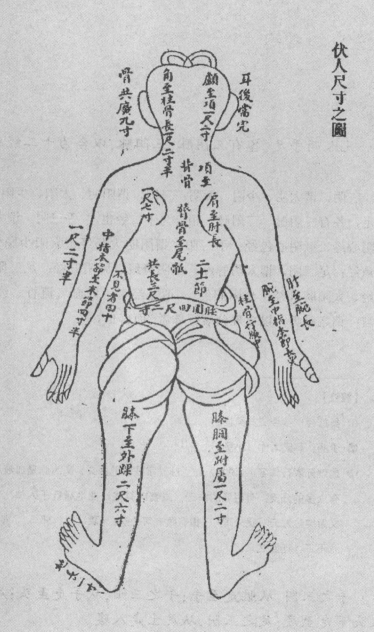

伏人尺寸之圖

骨共廣九寸
角至柱骨長尺二寸半
顱至項一尺六寸
耳後當完

項長
背骨
膂骨至尾骶
共長三尺
腰圍四
尺二寸
橫骨行闊
柱骨行闊

肩至肘長
二十一節

一尺一寸

中指本節至末內四寸半
不見者四十

肘至腕長
腕至中指本節長

膝下至外踝二尺六寸

膝胴至附屬一尺二寸

凡人两手足，各有三阴脉、三阳脉，以合为十二经也。

三阴，谓太阴、少阴、厥阴；三阳，谓阳明、太阳、少阳也。人两手足，各有三阴脉、三阳脉，相合为十二经也。手三阴，谓太阴肺经、少阴心经、厥阴心包经；手三阳，谓阳明大肠经、太阳少肠^②经、少阳三焦经；足三阴，谓太阴脾经、少阴肾经、厥阴肝经；足三阳，谓阳明胃经、太阳膀胱经、少阳胆经。谓之经者，以血气流行、经常不息者而言；谓之脉者，以血理分衺行体者^③而言也。

【校注】

① 吴郡会仁：今江苏吴县。

② 少肠：薛氏本作"小肠"，当从。

③ 血理分衺行体者：《说文》对"脉"字注释的原文，义为脉是血液运行的通道，有众多的分支，有明显的纹理，或直或斜或迂曲地循行于人体。"理分"：《说文解字注》云"犹分理"，指有纹迹可分辨。"衺"同"邪"，"邪"通"斜"，有不正、迂回之义。

手之三阴，从脏走至手；手之三阳，从手走至头；足之三阳，从头下走至足；足之三阴，从足上走入腹。

手三阴从脏走至手，谓手太阴起中焦，至出大指之端；手少阴起心中，至出小指之端；手厥阴起胸中，至出中指之端。 手三阳从手走至头，谓手阳明起大指次指之端，至上挟鼻孔；手太阳起小指之端，至目内眦①；手少阳起小指次指之端，至目锐眦。 足三阳从头走至足，谓足阳明起于鼻，至入中指②内间；足太阳起目内眦，至小指外侧端；足少阳起目锐眦，至入小指次指间。 足三阴从足走入腹，谓足太阴起大指之端，至属脾络胃；足少阴起足心，至属肾络膀胱；足厥阴起大指聚毛，至属肝络胆。 足三阴虽曰从足入腹，然太阴乃复上膈挟咽，散舌下；少阴乃复从肾上挟舌本；厥阴乃腹③上出额，与督脉会于巅。 兼手太阴从肺系横出腋下，手少阴从心系上肺出腋下，手厥阴循胸出胁，上抵腋下。 此又秦越人所谓诸阴脉，皆至颈胸而还者也。 而厥阴则又上出于巅，盖厥阴，阴之尽也。 所以然者，示阴无可尽之理，亦犹《易》之硕果不食，示阳无可尽之义也④。 然《易》之阴阳以气言，人身之阴阳以脏象言，气则无形，而脏象有质，气阳而质阴也。 然则无形者贵乎阳，有质者贵乎阴欤？

【校注】

① 眦（zì 自）：眼角，上下眼睑的接合处，靠近鼻子的称"内眦"，靠近两鬓的称"外眦"，也称"锐眦"。

② 指：即"脚趾"。《史记·高祖本纪》"乃扪足曰：'虏中吾指。'"本文所涉"脚趾"之意，皆用"指"，下文不再出注。

③ 腹：薛氏本为"复"，当从。

④ "犹《易》之硕果不食"二句："硕果不食"，语出《周易·剥卦·上九》爻辞。 剥卦即"䷖"，下有五阴，上仅一阳，乃五阴逼一阳之势。 惟此一阳，宜全力维护，不使有失，失则阳气尽绝而为纯阴。 譬若仅存一颗硕果，宜留作种仁，不可食也，食之则生机全无。 故下句云"示阳无可尽之义也"。

络脉传注，周流不息。

络脉者，本经之旁支，而别出以联络于十二经者也。本经之脉，由络脉而交他经；他经之交，亦由是焉。传注周流，无有停息也。夫十二经之有络脉，犹江汉之有沱潜①也。络脉之传注于他经，犹沱潜之旁导于他水也。是以手太阴之支者，从腕后出次指端，而交于手阳明；手阳明之支者，从缺盆②上挟口鼻，而交于足阳明；足阳明之支者，别跗③上，出大指端，而交于足太阴；足太阴之支者，从胃别上膈，注心中，而交于手少阴；手少阴则直自本经少冲穴，而交于手太阳，不假支授④，盖君者，出令者也；手太阳之支者，别颊上至目内眦，而交于足太阳；足太阳之支者，从髆⑤内左右别下合腘⑥中，下至小指外侧端，而交于足少阴；足少阴之支者，从肺出，注胸中而交于手厥阴；手厥阴之支者，从掌中循小指次指出其端，而交于手少阳；手少阳之支者，从耳后出，至目锐眦而交于足少阳；足少阳之支者，从跗上入大指爪甲、出三毛而交于足厥阴；足厥阴之支者，从肝别贯膈，上注肺，而交于手太阴也。

【校注】

① 犹江汉之有沱潜：就像长江有支流沱水、汉水有支流潜水一样。

② 缺盆：前胸壁上方锁骨上缘的凹陷处，也是穴位名，位于缺盆部的正中央，属足阳明胃经。

③ 跗：脚背。

④ 不假支授：不借助络脉，直接传注于手太阳。假，借助。

⑤ 髆：这里指股骨。髆为股骨，古有其例：《仪礼·少牢馈食礼》载，"髆骼"，释文云"股骨也"。

⑥ 腘（guó 国）：指腘窝，即膝部后面，腿弯曲时形成窝儿的地方，委中穴所在部位。

故经脉者，行血气，通阴阳，以荣于身者也。

通结上文，以起下文之义。经脉之流行不息者，所以运行血气，流通阴阳，以荣养于人身者也。不言络脉者，举经以该①之。

其始从中焦，注手太阴、阳明，阳明注足阳明、太阴，太阴注手少阴、太阳，太阳注足太阳、少阴，少阴注手心主②、少阳，少阳注足少阳、厥阴，厥阴复还注手太阴。

始于中焦，注手太阴，终于注足厥阴，是经脉之行一周身也。

卷上　手足阴阳流注篇

【校注】

① 该：同“赅”，包括，概括。

② 心主：即手厥阴心包经。

其气常以平旦为纪，以漏水下百刻，昼夜流行，与天同度，终而复始也。

气，营气，纪，统纪也。承上文，言经脉之行，其始则起自中焦，其气则常以平旦为纪也。营气，常以平旦之寅时为纪，由中焦而始注手太阴，以次流行也。不言血者，气行则血行。可知漏水下百刻，昼夜流行。与天同度者，言一昼夜漏下百刻之内，人身之经脉流行无有穷止，与天同一运行也。盖天以三百六十五度四分度之一为一周天，而终一昼夜；人之荣卫，则以五十度周于身。气行一万三千五百息，脉行八百一十丈，而终一昼夜，适当明日之寅时，而复会于手太

阴。　是与天同度，终而复始也。　或云：昼夜漏刻有长短，其营气盈缩
当何如？　然漏刻虽有短长之殊，而五十度周身者，均在其中，不因漏
刻而有盈缩也①。

上本篇正文，与《金兰循经》②同。

十四经发挥卷上终

_____

【校注】

① "昼夜漏刻有长短"六句：一周天时长为"漏水下百刻"，然白昼和夜晚的时
　长在不断变化着，而营气的运行是如何随着增长和缩短的？　答曰：昼、夜虽有
　长短变化的不同，而营气每日在人体运行五十周则是定数，均包括在百刻之
　内，不因昼夜长短而增长、缩短。　漏刻：古代利用滴水多寡来标记时间的仪
　器，又称漏壶。　盈缩：加长或缩短。

②《金兰循经》：一名《金兰循经取穴图解》，是一部讲授针灸和经络的著作。　元
　代蒙古族学者忽泰必烈所著，其子光济诠次，刊于 1303 年。　据《针灸聚英》
　称此书"首绘脏腑前后二图，中述手足三阴三阳走属，继取十四经络流注，各
　为注释，列图于后"。　原书已佚。

卷　中

十四经发挥

十四经脉气所发篇

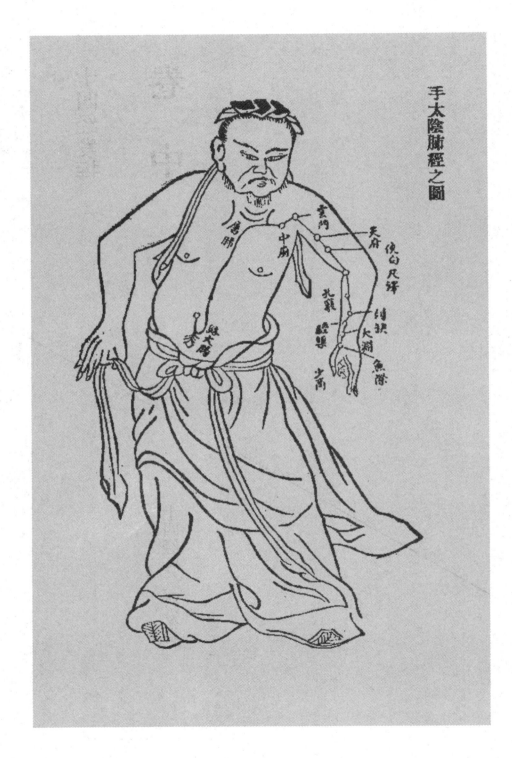

手太陰肺經之圖

雲門
中府
天府
俠白尺澤
孔最
列缺
經渠
太淵
魚際
少商

膻中
鳩尾

手太阴肺经穴歌

手太阴肺十一穴,中府云门天府列,侠白尺泽孔最存,列缺经渠太渊涉,鱼际少商如韭叶。

手太阴肺之经

(凡十一穴,左右共二十二穴。　是经多气少血。)

肺之为脏,六叶两耳,四垂如盖,附著于脊之第三椎中,有二十四空,行列分布诸脏清浊之气,为五脏华盖云。

手太阴之脉,起于中焦,下络大肠,还循胃口,上膈属肺。

起,发也。　络,绕也。　还,复也。　循,巡也,又依也,沿也①。属,会也。　中焦者,在胃中脘,当脐上四寸之分。　大肠,注②见本经。　胃口,胃上下口也。　胃上口,在脐上五寸上脘穴,下口在脐上二寸下脘穴之分也。　膈者,隔也。　凡人心下有膈膜与脊胁周回相着③,所以遮膈浊气,不使上熏于心肺也。　手太阴起于中焦,受足厥阴之交也。　由是循任脉之外,足少阴经脉之里,以次下行,当脐上一寸水分穴之分,绕络大肠,手太阴、阳明相为表里也。　乃复行本经之外,上循胃口，逦迤④上膈而属会于肺，荣气有所归于本脏也。

【校注】

① "循，巡也"二句：循、巡、依、沿，意近互训，引申沿循之意。

② 注："注"的异体字。

③ 与脊胁周回相着：与脊胁组成的胸腔内壁相粘着，环绕一周。

④ 逦迤（lǐyǐ）：屈曲相连貌。

从肺系横出腋下，下循臑内①，行少阴、心主之前，下肘中。

肺系，谓喉咙也，喉以候气，下接于肺。 肩下胁上际曰腋。 膊下对腋处为臑，肩肘之间也。 臑尽处为肘，肘，臂节也。 自肺脏循肺系出而横行，循胸部第四行之中府、云门，以出腋下，下循臑内，历天府、侠白，行手少阴、手心主之前，下入肘中，抵尺泽穴也。 盖手少阴循臑臂，出手小指之端；手心主循臑臂，出中指之端；手太阴则行乎二经之前也。 中府穴，在云门下一寸，乳上三肋间，动脉应手陷中。 云门，在巨骨下，侠气户傍二寸陷中，动脉应手，举臂取之。 天府，在腋下三寸臑内廉②动脉中。 侠白，在天府下，去肘五寸动脉中。 尺泽，在肘中纳文③上动脉中。

【校注】

① 臑（nào 闹）内：指上膊内侧肌肉，此处泛指上膊。 下文的臑前廉、臑尽处，皆用此意。

② 内廉：古代宫殿西阶的东侧角，引申为内侧。 下文之"下廉，外廉，后廉"为"下侧，外侧，后侧"之意也。

③ 肘中纳文：纳，薛氏本为"约"，当从。 文，同"纹"。"肘中约文"指肘

部弯曲显示的横纹。 约，屈曲也。

循臂内上骨下廉，入寸口，上鱼，循鱼际，出大指之端。

肘以下为臂。 廉，隅也，边也。 手掌后高骨傍，动脉为关。 关前动脉为寸口。 曰鱼、曰鱼际云者，谓掌骨之前，大指本节之后，其肥肉隆起处，统谓之鱼；鱼际，则其间之穴名也。 既下肘中，乃循臂内，上骨之下廉，历孔最、列缺，入寸口之经渠、太渊以上鱼，循鱼际，出大指之端，至少商穴而终也。 端，杪[1]也。 孔最穴，去腕上七寸。 列缺，去腕侧上一寸五分，以手交叉头指（当作食指）末，筋骨罅[2]中络穴也。 经渠，在寸口陷中。 太渊，在掌后陷中。 鱼际，在大指本节后内侧散脉中。 少商，在大指端内侧，去爪甲如韭叶，白肉内宛宛[3]中。

【校注】

① 杪（miǎo 秒）：树枝的细梢，此处指末尾。

② 罅（xià 下）：本意为裂，引申作缝隙之谓。

③ 宛宛：盘旋屈曲的样子。

其支者，从腕后直出次指内廉，出其端。

臂骨尽处为腕，脉之大隧为经，交经者为络。 本经终于出大指之端矣，此则从腕后列缺穴，达次指内廉出其端，而交于手阳明也。

是动[1]，则病肺胀满，膨膨而喘喝，缺盆中痛，甚则交两手而瞀[2]，此谓臂厥。 是主肺所生病[3]者，咳嗽[4]，上气喘喝[5]，烦心，胸满，臑臂内前廉痛，掌中热。 气盛有余，则肩背痛，风寒（寒字疑衍）[6]，汗出中风，小便数而欠[7]。 虚则肩背痛，寒，少气不足以息，溺色变，卒遗矢无度。 盛者，寸口大三倍于人迎；虚者，寸口反小于人迎也。

【校注】

① 是动：指"是动病"。 是动病是经脉病候的一类，包括经脉循行径路的病症，以及经脉经气变动引致所连络脏腑的病症。 其病主要经脉传来，非本脏腑所生，故名是动病。 下同。

② 瞀（mào 冒）：指心绪烦乱。

③ 所生病：经脉病候的一类，包括经脉所属脏腑本身的病症，以及脏腑病延及所属经脉，反映在经脉循行径路的病症。 其病一般由本脏腑所生，并非经脉传来，故名所生病。 下同。

④ 咳嗽：《灵枢经》无"嗽"字。

⑤ 为引用《灵枢经》原文。 张景岳《类经》注曰："渴，当作喝，声粗急也。"《甲乙经》在"肺手太阴脉"下论述中亦作喝。

⑥ 风寒（寒字疑衍）："寒字疑衍"为作者滑寿所加；《灵枢经·经脉》《甲乙经》均有"寒"字。

⑦ 小便数而欠：小便频数，时多呵欠。

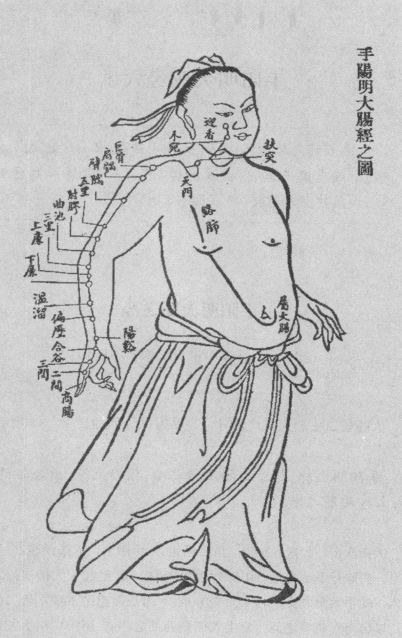

手陽明大腸經之圖

迎香
禾窌
扶突
天鼎
巨骨
肩髃
臂臑
臑會
五里
肘髎
曲池
三里
上廉
下廉
溫溜
偏歷
合谷
二間
三間
陽谿
醫師
屠犬腸

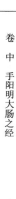

手阳明大肠经穴歌

手阳明穴起商阳,二间三间合谷藏,阳豁①偏历历温溜,下廉上廉三里长,曲池肘髎②迎五里,臂臑肩髃巨骨当,天鼎扶突禾髎接,终以迎香二十穴。

手阳明大肠之经

(凡二十穴,左右共四十穴。 是经气血俱多。)

大肠长二丈一尺,广四寸,当脐右回十六曲。

手阳明之脉,起于大指次指之端,循指上廉,出合谷两骨之间,上入两筋之中。

大指次指,大指之次指,谓食指也。 手阳明,大肠经也。 凡经脉之道,阴脉行手足之里,阳脉行手足之表。 此经起于大指次指之端商阳穴,受手太阴之交,行于阳之分也。 由是循指之上廉,历二间、三间,以出合谷两骨之间,复上入阳豁两筋之中。 商阳,在手大指次指内侧,去爪甲角如韭叶。 二间,在手大指次指本节前,内侧陷中。 三间,在手大指次指本节后,内侧陷中。 合谷,在手大指次指岐骨间陷中。 阳谿，在腕中上侧两筋间陷中。

【校注】

① 谿："溪"的异体字。

② 髎：同"窌(liáo 疗)"。

循臂上廉，入肘外廉，循臑外前廉①，上肩。

自阳谿而上，循臂上廉之偏历、温溜、下廉、上廉、三里，入肘外廉之曲池，循臑外前廉，历肘髎、五里、臂臑，络臑会，上肩，至肩髃穴也。 偏历，在腕中后三寸。 温溜，在腕后，小士六寸，大士五寸②。 下廉，在辅骨下，去上廉一寸。 上廉，在三里下一寸。 三里，在曲池下二寸，按之肉起。 曲池，在肘外辅骨，屈肘曲骨之中，以手拱胸取之。 肘髎，在肘大骨外廉陷中。 五里，在肘上三寸，行向里，大脉中央。 臂臑，在肘上七寸。 臑会，见手少阳经，手阳明之络也。肩髃，在肩端，两骨间陷者宛宛中，举臂有空。

【校注】

① 循臑外前廉：《灵枢经·经脉》作"上臑外前廉"。

② 小士六寸，大士五寸：《针灸经穴图考》"卢氏曰：大士身长者，小士身短者"。《资生经》引《明堂》曰："但以腕后五寸为度。"《甲乙经》作："在腕后少士五寸，大士六寸。"考诸征引之文，原文六寸与五寸，当是倒文。

出髃骨之前廉,上出柱骨之会上^①。

肩端两骨间,为髃骨。 肩胛上际会处,为天柱骨。 出髃骨前廉,循巨骨穴,上出柱骨之会上,会于大椎。 巨骨穴,在肩端上,行两叉骨间陷中。 大椎,见督脉,手足三阳、督脉之会。

下入缺盆,络肺,下膈,属大肠。

自大椎而下入缺盆,循足阳明经脉外,络绕肺脏,复下膈,当天枢之分,会属于大肠。 缺盆、天枢,见足阳明经。

其支别者^②,从缺盆上颈贯颊,入下齿缝中^③。

头茎为颈,耳以下曲处为颊,口前小者为齿。 其支别者,自缺盆上行于颈,循天鼎、扶突,上贯于颊,入下齿缝中。 天鼎,在颈,缺盆直扶突后一寸。 扶突,在气舍后一寸五分,仰而取之。 又云:人迎后一寸五分。

还出挟口,交人中,左之右,右之左,上挟鼻孔。

口唇上、鼻柱下,为人中。 既入齿缝,复出夹^④两口吻,相交于人中之分,左脉之右,右脉之左,上挟鼻孔,循禾髎、迎香,而终以交于足阳明也。 人中穴,见督脉,为手阳明、督脉之会。 禾髎,在鼻孔下,挟水沟旁五分。 迎香,在禾髎上一寸,鼻孔旁五分。

是动,则病齿痛颊^⑤肿。 是主津液所生病者,目黄,口干,鼽^⑥衄^⑦,喉痹,肩前臑痛,大指次指痛,不用。 气有余则当脉所过者热肿,虚则寒慄不复。 盛者,人迎大三倍于寸口;虚者,人迎反小于寸口也。

【校注】

① 上出柱骨之会上：《灵枢经·经脉》作"上出于柱骨之会上"。

② 其支别者：《灵枢经·经脉》《甲乙经》均无"别"字。

③ 入下齿缝中：《灵枢经·经脉》《甲乙经》均无"缝"字。

④ 夹：据文义当为"挟"。

⑤ 颛（zhuō 拙）：颧骨。《灵枢经·经脉》为"颈"，承澹盦注本亦作"颈"。

⑥ 鼽（qiú 囚）：鼻塞，常流清涕，或兼喷嚏。由卫气失固，外感风寒所致。

⑥ 衄（nǜ 恧）："衄"的异体字。鼻出血。

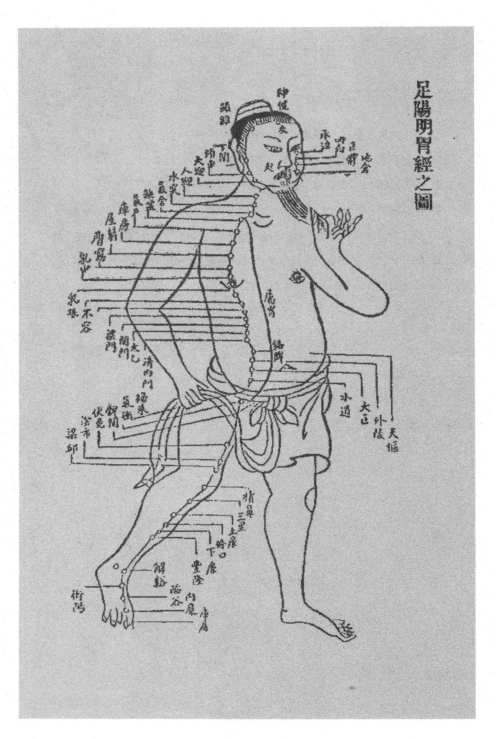

足阳明胃经穴歌

四十五穴足阳明，承泣四白巨髎经，地仓大迎颊车峙，下关头维对人迎，水突气舍连缺盆，气户库房屋翳屯，膺窗①乳中延乳根，不容承满梁门起，关门太乙滑肉门，天枢外陵大巨存，水道归来气冲次，髀关伏兔走阴市，梁丘犊鼻足三里，上巨虚连条口位，下巨虚与及②丰隆，解谿冲阳陷谷中，内庭厉兑经穴终。

足阳明胃之经

（凡四十五穴，左右共九十穴。 是经气血俱多。）

胃大一尺五寸，纡曲屈伸③，长二尺六寸。

足阳明之脉，起于鼻，交頞④中，旁约太阳之脉。下循鼻外，入上齿中，还出挟口环唇、下交承浆。

頞，鼻茎也，鼻山根为頞。 足阳明起于鼻两旁迎香穴，由是而上，左右相交于頞中，过睛明之分，下循鼻外，历承泣、四白、巨髎，入上齿中，复出循地仓，挟两口吻环绕唇下，左右相交于承浆之分也。

迎香，手阳明经穴。 睛明，足太阳经穴。 手足太阳、少阳、足阳明五脉之会。 承泣，在目下七分，直瞳子。 四白，在目下一寸，直瞳子。巨髎，在鼻孔旁八分，直瞳子。 地仓，挟口吻旁四分。 承浆，见任脉，足阳明、任脉之会。

却循颐⑤后下廉，出大迎，循颊车⑥，上耳前，过客主人⑦，循发际，至额颅。

腮下为颔，颔中为颐，囟前为发际，发际前为额颅。 自承浆却循颐后下廉，出大迎，循颊车，上耳前，历下关，过客主人，循发际，行悬厘、颔厌之分，经头维，会于额颅之神庭。 大迎，在曲颔前一寸三分，骨陷中动脉。 颊车，在耳下曲颊端陷中。 下关，在客主人下，耳前动脉下廉，合口有空，开口则闭。 客主人、悬厘、颔厌三穴，并足少阳经，皆手足少阳、阳明之交会。 头维，在额角发际，本神旁一寸五分，神庭旁四寸五分。 神庭穴，见督脉，足太阳、阳明、督脉之会。

其支别者⑧，从大迎前下人迎，循喉咙，入缺盆，下膈，属胃络脾。

胸两旁高处为膺，膺上横骨为巨骨，巨骨上陷中为缺盆。 其支别者，从大迎前下人迎，循喉咙，历水突、气舍入缺盆，行足少阴俞府之外下膈，当上脘、中脘之分，属胃络脾。 人迎，在颈大动脉应手，挟结喉旁一寸五分。 水突，在颈大筋前，直人迎下，气舍上。 气舍，在颈直人迎下，挟天突陷中。 缺盆，在肩下横骨陷中。 俞府，见足少阴经。 上脘，见任脉，足阳明、手太阳、任脉之会。 中脘，见任脉，手太阳、少阳、足阳明所生，任脉之会。

其直行者⑨,从缺盆下乳内廉,下挟脐,入气冲中。

直行者,从缺盆而下,下乳内廉,循气户、库房、屋翳、膺窗、乳中、乳根、不容、承满、梁门、关门、太乙、滑肉门,下挟脐,历天枢、外陵、大巨、水道、归来诸穴,而入气冲中也。 气户,在巨骨下,俞府旁二寸陷中。 库房,在气户下一寸六分陷中,仰而取之。 屋翳,在库房下一寸六分陷中,仰而取之。 膺窗,在屋翳下一寸六分陷中。乳中穴,当乳是。 乳根穴,在乳下一寸六分陷中,仰而取之。 不容,在幽门旁,相去各一寸五分。 承满,在不容下一寸。 梁门,在承满下一寸。 关门,在梁门下一寸。 太乙,在关门下一寸。 滑肉门,在太乙下一寸,下挟脐。 天枢,在挟脐二寸。 外陵,在天枢下一寸。 大巨,在外陵下一寸。 水道,在大巨下三寸。 归来,在水道下二寸。 气冲,一名气街,在归来下,鼠鼷上一寸,动脉应手宛宛中。 自气户至乳根(去中行各四寸),自不容至滑肉门(去中行各三寸),自天枢至归来(去中行各二寸)。

其支者,起胃下口,循肠⑩里,下至气冲中而合。

胃下口、下脘之分,《难经》云"太仓下口为幽门"者是也,自属胃处。 起胃下口,循腹里,过足少阴肓俞之外、本经之里,下至气冲中,与前之入气冲者合。

【校注】

① 窓:"窗"的异体字。 下同。

② 与及:承氏本作"乃继"。

③ 纡曲屈伸:薛氏本作"纡回屈伸",承氏本作"纡屈曲伸"。

④ 頞(è 遏):鼻根。

⑤ 颐（yí 疑）：面颊，腮。

⑥ 颊车：此指下牙床，即下颌骨部位。"颊车"穴亦位于此部。

⑦ 客主人：上关穴的别名。

⑧ 其支别者：《灵枢经·经脉》作"其支者"。

⑨ 其直行者：《灵枢经·经脉》作"其直者"。

⑩ 肠：薛氏本、承氏本皆作"腹"，当从。

以下髀关，抵伏兔，下入膝膑①中，下循骱②外廉，下足跗，入中指外间③。

抵，至也。 股外为髀，髀前膝上起肉处为伏兔，伏兔后交文为髀关。 挟膝解中为膑④，胫骨为骱。 跗，足面也。 既相合气冲中，乃下髀关，抵伏兔，历阴市、梁丘，下入膝膑中，经犊鼻，下循骱外廉之三里、巨虚上廉、条口、巨虚下廉、丰隆、解谿，下足跗之冲阳、陷谷，入中指外间之内庭，至厉兑而终也。 髀关，在膝上伏兔后交文中（一作交分）。 伏兔，在膝上六寸起肉，正跪坐而取之。 一云：膝盖上七寸。 阴市，在膝上三寸，伏兔下陷中，拜而取之。 梁丘，在膝上二寸，两筋间。 犊鼻，在膝膑下、骱骨上，骨解大筋中⑤。 三里，在膝眼下三寸，骱骨外大筋内宛宛中，举足取之，极重按之，则跗上动脉止矣。 巨虚上廉，在三里下三寸，举足取之。 条口在下廉上一寸，举足取之。 巨虚下廉，在上廉下三寸，举足取之。 丰隆，在外踝上八寸，下骱外廉陷中，别走太阴。 解谿，在冲阳后一寸五分，腕⑥上陷中。 冲阳，在足跗上五寸，骨间动脉，去陷谷三寸。 陷谷，在足大指次指间，本节后陷中。 内庭，在足大指次指外间陷中。 厉兑，在足大指次指，去爪甲如韭叶。

其支者,下膝三寸而别,以下入中指外间。

此支自膝下三寸,循三里穴之外,别行而下,入中指外间,与前之内庭、厉兑合也。

其支者,别跗上,入大指间,出其端。

此支自跗上冲阳穴,别行入大指间,斜出足厥阴行间穴之外,循大指下出其端,以交于足太阴。

是动,则病洒洒⑦然振寒,善伸,数欠,颜黑。 病至则恶人与火,闻木音则惕然⑧而惊,心欲动,独闭户牖⑨而处;甚则欲上高而歌,弃衣而走,贲⑩向腹胀,是谓骭厥。 是主血所生病者,狂,疟,温淫,汗出,鼽衄,口㖞⑪,唇胗⑫,颈肿,喉痹,大腹水肿,膝膑肿痛,循膺、乳、气街、股、伏兔、骺外廉、足跗上皆痛,中指不用。 气盛则身以前皆热,其有余于胃,则消谷善饥,溺色黄;气不足则身以前皆寒慄,胃中寒则胀满。 盛者,人迎大三倍于寸口;虚者,人迎反小于寸口也。

【校注】

① 膑:同"髌",即髌骨。

② 骺(héng 衡):同"胻",即胻骨,为小腿部胫骨、腓骨之统称。

③ 外间:承氏本作"内间",《甲乙经》《灵枢经·经脉》均为"内间"。

④ 挟膝解中为膑:挟持在膝部正中的是膑骨。 解通"懈",弛懈、松弛之义。 膑骨周围环绕着低凹、松软的筋肉组织,故云"解中为膑"。

⑤ 犊鼻……骨解大筋中:犊鼻又名外膝眼,此处四围皆骨,中间低软,故云"骨解大筋中"。

⑥ 腕:承氏本作"跗",《甲乙经》作"腕"。 下肢的踝关节,相当于前臂的腕

关节，故而互称。

⑦ 洒洒：寒冷的样子。

⑧ 惕然：惶恐的样子。

⑨ 牖（yǒu 有）：窗户。

⑩ 贲向：即"贲响"，肠鸣也。向，误，据文义应为"响"。

⑪ 㖞（wāi 歪）：歪。

⑫ 胗：唇疮。

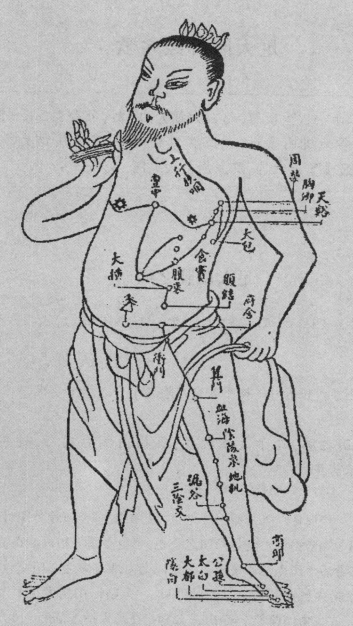

足太陰脾經之圖

足太阴脾经穴歌

二十一穴太阴脾,隐白大都大白①随,公孙商丘三阴交,漏谷地机阴陵坳,血海箕门冲门开,府舍腹结大横排,腹哀食窦连天谿,胸乡周荣大包随。

足太阴脾之经

(凡二十一穴,左右共四十二穴。 是经多气少血。)

脾广三寸,长五寸,掩乎太仓,附著于脊之第十一椎。

足太阴之脉,起于大指之端,循指内侧白肉际,过覈②骨后,上内踝前廉。

覈骨,一作核骨,俗云孤拐骨是也,足跟后两旁起骨为踝骨。 足太阴起大指之端隐白穴,受足阳明之交也。 由是循大指内侧白肉际大都穴,过核骨后,历太白、公孙、商丘,上内踝前廉之三阴交也。 隐白,在足大指内侧端,去爪甲角如韭叶。 大都,在足大指本节后陷中。 太白,在足内侧核骨下陷中。 公孙,在足大指本节后一寸,别走阳明。 商丘,在足内踝下微前陷中。 三阴交,在内踝上三寸,骨下陷中。

上腨③内，循骱骨后，交出厥阴之前。

腨，腓肠也，由三阴交上腨内，循骱骨后之漏谷，上行二寸，交出足厥阴经之前，至地机、阴陵泉。 漏谷，在内踝上六寸，骨下陷中。地机，在膝下五寸。 阴陵泉，在膝下内侧，辅骨④下陷中，伸足取之。

【校注】

① 大白：据文义当为"太白"。

② 覈：通"核"。

③ 腨（shuàn 涮）：小腿肚子。

④ 辅骨：辅助主干的骨骼。 此处专指膝部内侧突出的高骨，即胫骨上端的内踝。

上循膝股内前廉，入腹，属脾络胃。

髀①内为股，脐上下为腹。 自阴陵泉上循膝股内前廉之血海、箕门，迤逦入腹，经冲门、府舍，会中极、关元，复循腹结、大横会下脘②，历腹哀，过日月、期门之分，循本经之里，下至中脘、下脘之际，以属脾络胃也。 血海，在膝膑上内廉白肉际二寸中。 箕门，在鱼腹上越筋间③，阴股内动脉中。 冲门，上去大横五寸，在府舍下横骨端约中动脉。 府舍，在腹结下三寸。 中极、关元，并见任脉，皆足三阴、任脉之会。 腹结，在大横下一寸三分。 大横，在腹哀下三寸五分，直脐旁。 下脘，见任脉，足太阴、任脉之会。 腹哀，在日月下一寸五分。 日月，见足少阳经，足太阴、少阳、阳维之会。 期门，见足厥阴经，足太阴、厥阴、阴维之会也。 冲门、府舍、腹结、大横、腹哀，去腹中行各四寸半。

上膈，挟咽，连舌本，散舌下。

咽，所以嚥④物者，居喉之前，至胃长一尺六寸，为胃系也。 舌本，舌根也。 由腹哀上膈，循食窦、天谿、胸乡、周荣，由周荣外曲折向下至大包，又自大包外曲折向上，会中府上行，行人迎之里，挟咽，连舌本，散舌下而终焉。 食窦，在天谿下一寸六分，举臂取之。 天谿，在胸乡下一寸六分，仰而取之。 胸乡，在周荣穴下一寸六分陷中，仰而取之。 周荣，在中府下一寸六分陷中，仰而取之。 大包，在渊腋下三寸（渊腋见足少阳）。 中府，见手太阴经，足太阴之会也。人迎，见足阳明经。

其支别者⑤，复从胃别上膈，注心中。

此支由腹哀别行，再从胃部中脘穴之外上膈，注于膻中之里心之分，以交于手少阴。 中脘、膻中，并任脉穴。

是动，则病舌本强，食则呕，胃脘痛，腹胀，善噫，得后与气⑥则快然如衰，身体皆重。 是主脾所生病者，舌本痛，体不能动摇，食不下，烦心，心下急痛，寒疟⑦，溏，瘕，泄，水下⑧，黄疸，不能卧⑨，强立⑩，股膝内痛⑪，厥，足大指不用。 盛者，寸口大三倍于人迎；虚者，寸口反小于人迎也。

【校注】

① 髀（bì 闭）：大腿。

② 腕：享保本、薛氏本皆为"脘"，当从。

③ 鱼腹上越筋间：即大腿内侧长收肌与缝匠肌交叉形成的股三角的尖角处。 鱼

腹，指大腿呈扁平鱼腹状的股内侧肌群；越筋，是斜跨股内侧肌群的人体最长的缝匠肌。

④ 嚥："咽"表吞咽之义的异体字。

⑤ 其支别者：《灵枢经·经脉》作"其支者"。

⑥ 后与气："后"指大便，"气"指矢气。

⑦ 寒疟：《灵枢经·经脉》无此二字。

⑧ 水下：薛氏本作"水闭"。《灵枢经·经脉》也作"水闭"。

⑨ 不能卧：《甲乙经》为"不能食，唇青"。

⑩ 强立：丹波元简注曰："盖为勉强而起立。"

⑪ 瘇：原义为"足肿"，此处泛指水肿。

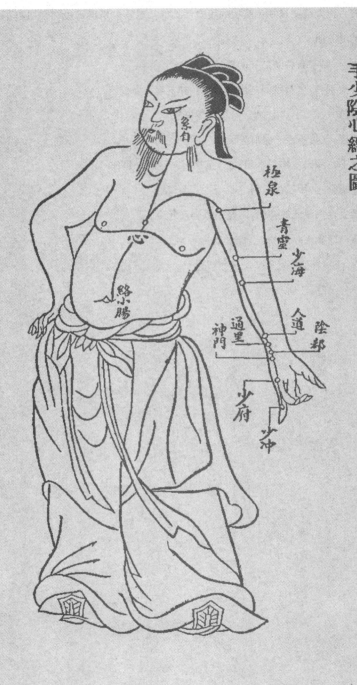

手少陰心經之圖

極泉
青靈
少海
靈道
通里
神門
陰郄
少府
少冲

髮白
心
絡小腸

手少阴心经穴歌

九穴心经①手少阴，极泉青灵少海深，灵道通里阴郄邃，神门少府少冲寻。

手少阴心之经

（凡九穴，左右共十八穴。 是经多气少血。）

心形如未敷②莲花，居肺下膈上，附著③于脊之第五椎。

手少阴之脉，起于心中，出属心系，下膈络小肠。

心系有二：一则上与肺相通，而入肺两大叶间；一则由肺叶而下，曲折向后，并脊膂④，细络相连，贯脊髓，与肾相通，正当七节之间。盖五脏系皆通于心，而心通五脏系也。 手少阴经起于心，循任脉之外属心系，下膈，当脐上二寸之分，络小肠。

其支者，从心系，上挟咽，系目⑤。

支者，从心系出任脉之外，上行而挟咽系目也。

其直者，复从心系，却上肺，出腋下。

直者，复从心系，直上至肺脏之分，出循腋下，抵极泉也。 穴在臂内腋下筋间，动脉入胸。

下循臑内后廉，行太阴、心主之后，下肘内廉。

自极泉下循臑内后廉，行太阴、心主两经之后，历青灵穴，下肘内廉，抵少海。 青灵，在肘上三寸，举臂取之。 少海，在肘内大骨外，去肘端五分。

循臂内后廉，抵掌后兑骨之端，入掌内廉⑥，循小指之内，出其端。

腕下踝为兑骨。 自少海而下循臂内后廉，历灵道、通里，至掌后锐骨之端，经阴郄、神门，入掌内廉，至少府，循小指端之少冲而终，以交于手太阳也。 心为君主之官，示尊于它脏，故其交经授受，不假于支别云。 灵道，在掌后一寸五分。 通里，在腕后一寸陷中。 阴郄，在掌后脉中，去腕五分。 神门，在掌后锐骨之端陷者中。 少府，在手小指本节后陷中，直劳宫。 少冲，在手小指内廉端，去爪甲如韭叶。

是动，则病嗌干，心痛，渴而欲饮，是谓臂厥。 是主心所生病者，目黄，胁痛，臑臂内后廉痛，厥，掌中热痛。 盛者，寸口大再倍⑦于人迎；虚者，寸口反小于人迎也。

【校注】

① 心经：原无，据承氏本补。

② 未敷：没有开放。 敷，敷荣也，开花结实。

③ 著（zhuó 卓）："着"的古字。

④ 脊膂：(lǚ 旅）：脊骨。

⑤ 系目：《灵枢经·经脉》作"系目系"。

⑥ 内廉：《甲乙经》作"内后廉"。

⑦ 再倍：两倍也。 不同。

手太陽小腸經之圖

听宮
顴髎
天容
天窻
肩中俞
肩外俞

天宗

曲垣
秉風
肩貞

臑俞

肩髆
陽谷
養老

少海

支正

少澤
前谷
後谿

手太阳小肠经穴歌

手太阳穴一十九，少泽前谷后谿遇①，腕骨阳谷可养老，支正小海肩贞走，臑俞天宗及秉风，曲垣肩外复肩中，天窗天容上颧髎，却入耳中循听宫。

手太阳小肠之经

（凡十九穴，左右共三十八穴。 是经多血多气。）

小肠长三丈二尺，左回②叠积十六曲。 胃之下口，小肠上口也，在脐上二寸，水谷于是入焉。 脐上一寸，为水分穴，则小肠下口也，至是而泌别清浊，水液入膀胱，滓秽入大肠。

手太阳之脉，起于小指之端，循手外侧上腕，出踝③中。

臂骨尽处为腕，腕下兑骨为踝。 本经起小指端少泽穴，由是循手外侧之前谷、后谿上腕，出踝中，历腕骨、阳谷、养老穴也。 少泽，在手小指外侧端，去爪甲角一分陷中。 前谷，在手小指外侧，本节前陷中。 后谿，在手小指外侧，本节后陷中。 腕骨，在手外侧腕前，起骨下陷中。 阳谷，在手外侧腕中，兑骨下陷中。 养老，在手踝骨上一空，腕后一寸陷中。

直上循臂骨下廉，出肘内侧两骨之间，上循臑外后廉，出肩解④，绕肩胛，交肩上。

脊两旁为膂，膂上两角⑤为肩解，肩解下成片骨为肩胛（一名髆）。自养老穴直上，循臂骨下廉支正穴，出肘内侧两骨之间，历小海穴，上循臑外后廉，行手阳明、少阳之外，上肩，循肩贞、臑俞、天宗、秉风、曲垣、肩外俞、肩中俞诸穴，乃上会大椎，因左右相交于两肩之上。支正，在腕后五寸。小海，在肘内大骨外，去肘端五分陷中。肩贞，在肩曲胛下，两骨解间，肩髃后陷中。臑俞，在挟肩髎（手少阳穴）后大骨下，胛上廉陷中。天宗，在秉风后大骨下陷中。秉风，在天髎外肩上小髃后，举臂有空。曲垣，在肩中央曲胛陷中，按之应手痛。肩外俞，在肩胛上廉，去脊三寸陷中。肩中俞，在肩胛内廉，去脊二寸陷中。大椎，见督脉，手足三阳、督脉之会。

入缺盆络心，循咽下膈，抵胃属小肠。

自交肩上入缺盆，循肩向腋下行，当膻中之分，络心，循胃系下膈，过上脘、中脘，抵胃下，行任脉之外，当脐上二寸之分属小肠。膻中、上脘、中脘，并见任脉会穴也。

其支者，别从缺盆循颈上颊⑥，至目锐眦，却入耳中。

目外角为锐眦。支者，别从缺盆，循颈之天窗、天容上颊，抵颧髎，上至目锐眦，过瞳子髎，却入耳中，循听宫而终也。天窗，在颈大筋前曲颊下，扶突后，动脉应手陷中。天容，在耳曲颊后。颧髎，在面顺骨⑦下廉，兑骨端陷中。瞳子髎，足少阳经穴。听宫，在耳中珠子，大如赤小豆。

　　其支者，别颊上䪼，抵鼻，至目内眦。

　　目下为䪼，目大角为内眦。　其支者，别循颊上䪼，抵鼻至目内眦睛明穴，以交于足太阳也。　睛明，足太阳经穴。
　　是动，则病嗌痛，颔肿，不可回顾[8]，肩似拔，臑似折。　是主液所生病者，耳聋，目黄，颊肿，颈颔、肩臑、肘臂外后廉痛。　盛者，人迎大再倍于寸口；虚者，人迎反小于寸口也。

【校注】

① 遇：薛氏本为"偶"。

② 左回：向左回转。　小肠上口接胃下口（幽门），此处本向右行，却又转回向左。

③ 踝：此指手腕背小指侧的骨性隆起，今称尺骨茎突，古称兑骨或锐骨。

④ 肩解：肩关节后面之骨缝。　即肩胛棘端与上臂骨交会之处。

⑤ 两角：承注本为"两骨"，当从。

⑥ 别从缺盆循颈上颊：《灵枢经·经脉》作"从缺盆循颈上颊"。

⑦ 面頄（qiú囚）骨：即颧骨。

⑧ 不可回顾：《灵枢经·经脉》作"不可以顾"。

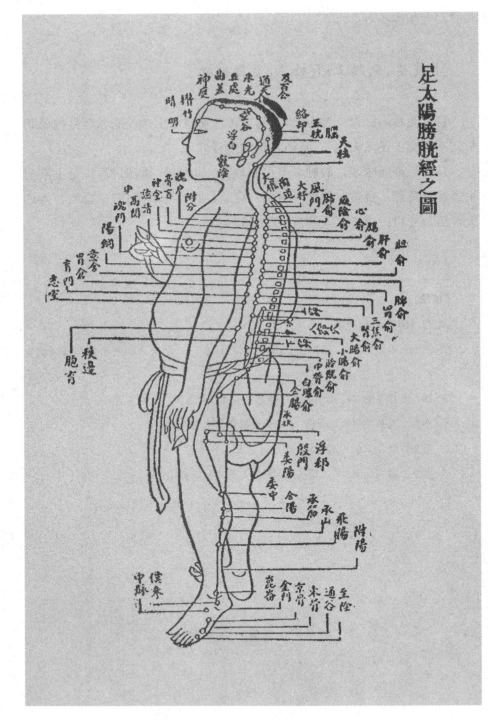

足太陽膀胱經之圖

足太阳膀胱经穴歌

足太阳穴①六十三,睛明攒竹曲差参,五处承光上通天,络却玉枕天柱崭,大杼风门引肺腧,厥阴心腧鬲②腧注,肝腧胆腧脾腧全③,胃腧三焦肾腧中,大肠小肠膀胱腧,中膂白环两腧输,自从大杼至白环,相去脊中三寸间,上髎次中复下髎,会阳承扶殷门亚,浮郄委阳委中髀④,髀⑤内挟脊附分当,太阳行背第三行,魄户膏肓与神堂,譩譆鬲关魂门旁,阳纲意舍仍胃仓,肓门志室胞之肓,二十椎下⑥秩边藏,合腘以下合阳是,承筋承山居其次,飞阳付阳⑦泊昆仑,仆参申脉连金门,京骨束骨又⑧通谷,小指外侧至阴续。

足太阳膀胱之经

(凡六十三穴,左右共一百二十六穴。 是经多血少气。)

膀胱重九两二铢,纵广九寸,居肾下之前,大肠之侧,当脐上一寸水分穴之处,小肠下口,乃膀胱上际也,水液由是渗入焉。

足太阳之脉,起于目内眦,上额,交巅上。

目大角为内眦。 发际前为额。 脑上为巅，巅，顶也。 足太阳起目内眦睛明穴，上额，循攒竹，过神庭，历曲差、五处、承光、通天，自通天斜行，左右相交于巅上之百会也。 睛明，在目内眦。 攒竹，在眉头陷中。 神庭，见督脉，足太阳、督脉之会也。 曲差，在神庭傍一寸五分，入发际。 五处，挟上星傍一寸五分。 承光，在五处后一寸五分。 通天，在承光后一寸五分。 百会，见督脉，足太阳、督脉之交会也。

【校注】

① 穴：原无，据承注本补。

② 髙：通"膈"。

③ 仝：同"同"。

④ 罅（xià 夏）：裂缝也。 此指腘部横纹。

⑤ 髆：同"膊"。

⑥ 二十椎下：《针灸甲乙经》作"二十一椎下"，当从。

⑦ 付阳：《针灸甲乙经》作"跗阳"，本书后文亦为"跗阳"，当从。

⑧ 又：承注本作"交"。

其支别者①，从巅至耳上角。

支别者，从巅之百会，抵耳上角，过率谷、浮白、窍阴穴，所以散养于经脉也。 率谷、浮白、窍阴三穴，见足少阳经，足太阳、少阳之会也。

其直行者，从巅入络脑，还出别下项。

脑，头髓也，颈上为脑，脑后为项。 此直行者，由通天穴后，循络却、玉枕，入络脑，复出下项，抵天柱也。 络却，在通天后一寸五分。玉枕，在络却后一寸五分，挟脑户傍一寸三分，枕骨上，入发际三寸。脑户，督脉穴，足太阳、督脉之会。 天柱，在颈大筋外廉，挟项，发际陷中。

循肩髆内，挟脊抵腰中，入循膂，络肾，属膀胱。

肩后之下为肩髆。 椎骨为脊，尻上横骨为腰。 挟脊为膂。 自天柱而下，过大椎、陶道，却循肩髆内，挟脊两旁下行，历大杼、风门、肺腧、厥阴腧、心腧、膈腧、肝腧、胆腧、脾腧、胃腧、三焦腧、肾腧、大肠腧、小肠腧、膀胱腧、中膂内腧、白环腧，由是抵腰中，入循膂，络肾，下属膀胱也。 大椎，见督脉，手足三阳、督脉之会。 陶道，见督脉，足太阳、督脉之会，大杼，在项后第一椎下。 风门，在第二椎下。 肺腧，在第三椎下。 厥阴俞，在第四椎下。 心腧，在第五椎下。 膈腧，在第七椎下。 肝腧，在第九椎下。 胆腧，在第十椎下，正坐取之。 脾腧，在第十一椎下。 胃腧，在第十二椎下。 三焦腧，在第十三椎下。 肾腧，在第十四椎下，与脐平。 大肠腧，在第十六椎下。小肠腧，在第十八椎下。 膀胱俞，在第十九椎下。 中膂内腧，在第二十椎下，挟脊起肉。 白环腧，在第二十一椎下，伏而取之。 自大杼至白环腧诸穴，并背部第二行，相去脊中各一寸五分。

其支别者②，从腰中下③贯臀，入腘中。

臀，尻也。 挟腰髋骨两旁为机，机后为臀。 腓肠上，膝后曲处为腘。 其支别者，从腰中循腰髁，下挟脊，历上髎、次髎、中髎、下髎。（按腰髁即腰监骨，人脊椎骨有二十一节，自十六椎节而下为腰监骨，挟脊附著之处。 其十七至二十凡四椎，为腰监骨所撩④附，而八髎穴⑤则挟脊第一二空云云也。会阳在尾髎骨两旁，则二十一椎乃复见而终焉。 又按：督脉当脊中起于长强，在二十一椎下，等而上之，至第十六椎下为阳关穴，其二十椎至十七椎皆无穴，乃知为腰监骨所揜明矣。）

会阳下贯臀，至承扶、殷门、浮郄、委阳，入腘中之委中穴也。 上髎，在第一空，腰髁下一寸，挟脊陷中。 次髎，在第二空，挟脊陷中。 中髎，在第三空，挟脊陷中。 下髎，在第四空，挟脊陷中。 会阳，在尾髎骨两旁。 承扶，在尻臀下，股阴上，纹中。 殷门，在肉郄下六寸。 浮郄，在委阳上一寸，展膝得之。 委阳，在承扶下六寸，屈身⑥取之，足太阳之后，出于腘中外廉两筋间。 委中，在腘中央约文中动脉。

【校注】

① ②其支别者：《灵枢经·经脉》作"其支者"。

③ 从腰中下：《灵枢·经脉》作"从腰中下挟脊"。

④ 揜（yǎn 掩）：遮蔽，掩盖。 下同。

⑤ 八髎（liáo 辽）穴：穴位名，指上髎、次髎、中髎、下髎，两侧凡八。 髎：同"窌"。

⑥ 屈身：疑为"屈膝"。

其支别者①，从髆内左右别下，贯胛，挟脊内，过髀枢②。

脊肉曰胛，夹脊肉也。 其支者，为挟脊两旁第三行，相去各三寸之诸穴。 自天柱而下，从髆内左右别行，下贯胛脊，历附分、魄户、膏肓、神堂、譩譆、膈关、魂门、阳纲、意舍、胃仓、肓门、志室、胞肓、秩边。 下历尻臀，过髀枢也。 股外为髀，捷骨之下为髀枢。 附分，在第二椎下，附项内廉。 魄户，在第三椎下。 膏肓，在第四椎下，近五椎上，取穴时令人正坐，曲脊伸两手，以臂著膝前令正直，手大指与膝头齐，以物支肘，毋③令臂动摇。 神堂，在第五椎下。 譩譆，在肩髆内廉，挟第六椎下。 膈关，在第七椎下，正坐阔肩④取之。魂门，在第九椎下。 阳纲，在第十椎下。 意舍，在第十一椎下。 胃仓，在第十二椎下。 肓门，在第十三椎下又肋间。 志室，在第十四椎下，并正坐取之。 胞肓，在第十九椎下。 秩边，在第二十椎下，并伏而取之。

循髀外后廉，下合腘中，以下贯腨内，出外踝之后，循京骨，至小指外侧端⑤。

腨，腓肠也。 循髀外后廉、髀枢之里，承扶之外一寸五分之间而下，与前之入腘中者相合，下行循合阳穴，下贯腨内，历承筋、承山、飞阳、跗阳，出外踝后之昆仑、仆参、申脉、金门，循京骨、束骨、通谷，至小指外侧端之至阴穴，以交于足少阴也。 合阳，在膝约文中央下三寸。 承筋，在腨肠中央陷中。 承山，在兑腨肠下分肉间。 飞阳，在外踝上七寸。 跗阳，在外踝上三寸。 昆仑，在外踝后跟骨上陷中。仆参，在跟骨下陷中，拱足取之。 申脉，在外踝下陷中，容爪甲白肉际。 金门，在足外踝下。 京骨，在足外侧大骨下，赤白肉际陷中。 束骨，在足小指外侧，本节后陷中。 通谷，在足小指外侧，本节前陷中。至阴，在足小指外侧，去爪甲如韭叶。

是动，则病冲头痛，目似脱，项似拔，脊痛，腰似折，髀不可以曲，腘如结，腨如裂，是谓踝厥。 是主筋所生病者，痔、疟、狂、癫疾，头囟项痛，目黄，泪出，鼽衄，项背、腰尻、腘、腨、脚皆痛，小指不用。 盛者，人迎大再倍于寸口；虚者，人迎反小于寸口也。

【校注】

① 其支别者：《灵枢经·经脉》作"其支者"。

② 髀枢：指髋臼。

③ 毋：薛氏本作"勿"。

④ 阔肩：承氏本为"开肩"。

⑤ 至小指外侧端：《灵枢经·经脉》作"至小指外侧"。

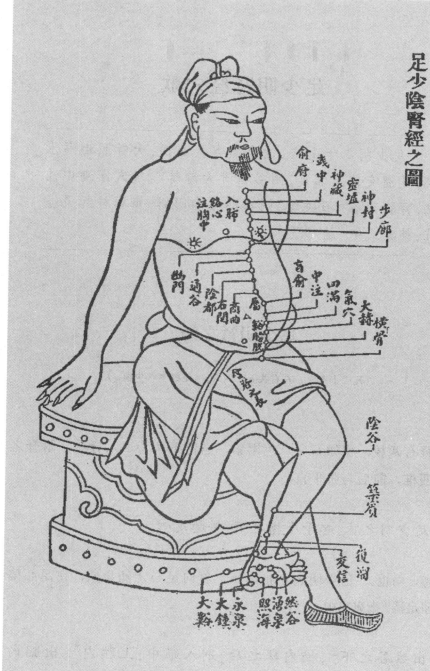

足少陰腎經之圖

俞府
彧中
神藏
靈墟
神封
步廊

入肺
絡心
注胸中

幽門
通谷
陰都
石關
商曲
肓俞
賁腸腸膜

百會
中注
四滿
氣穴
大赫
橫骨

陰谷

築賓

復溜
交信

大鐘
太鐘
水泉
照海
湧泉
然谷

足少阴肾经穴歌

足少阴二十七穴，涌泉然谷太谿溢，大钟照海通水泉，复溜交信筑宾连，阴谷横骨大赫赫①，气穴四满中注立，肓腧商谷②石关蹲，阴都通谷幽门僻，步廊神封灵墟位，神藏或中③腧府既。

足少阴肾之经

（凡二十七穴，左右共五十四穴。 是经多气少血。）

肾有两枚，状如石卵，色黑紫，当胃下两旁，入脊膂，附脊之第十四椎，前后与脐平直。

足少阴之脉，起于小指之下，斜趣足心。

趣，向也。 足少阴起小指之下，斜向足心之涌泉穴，在足心陷中，屈足捲④指宛宛中。

出然谷之下⑤，循内踝之后，别入跟中，上腨内⑥，出腘内廉。

跟，足跟也。　由涌泉转出足内踝然谷穴，下循内踝后太谿穴，别入跟中之大钟、照海、水泉，乃折自大钟之外，上循内踝，行厥阴太阴之后，经复溜、交信，过三阴交，上腨内，循筑宾，出腘内廉，抵阴谷也。　然谷，在足内踝前大骨下陷中。　太谿，在足内踝后跟骨上，动脉陷中。　大钟，在足跟后冲中。　照海，在足内踝下。　水泉，在太谿下一寸内踝下。　复溜，在足内踝上二寸，动脉陷中。　交信，在足内踝上二寸，少阴前、太阴后。　三阴交穴，见足太阴、足三阴之交会也。　筑宾，在足内踝上腨分中。　阴谷，在膝内辅骨后，大筋下，小筋上，按之应手，屈膝乃得之。

【校注】

① 大赫赫：承注本作"至大赫"，当从。

② 商谷：误，应为"商曲"。薛氏本作"商曲"。

③ 或中：承注本作"彧（yù 郁）中"，当从。下同。

④ 捲：同"卷"。

⑤ 出然谷之下：《灵枢经·经脉》作"出于然谷之下"。

⑥ 上腨内：《灵枢经·经脉》作"以上腨内"。

上股内后廉，贯脊属肾，络膀胱。

由阴谷上股内后廉，贯脊会于脊之长强穴，还出于前，循横骨、大赫、气穴、四满、中注、肓俞，当肓俞之所，脐之左右属肾，下脐下，过关元、中极而络膀胱也。　长强，见督脉，足少阴、少阳所结会，督脉别络也。　横骨，在大赫下一寸，肓俞下五寸（《千金》云：在阴上横骨中，宛曲如却月中央是）。　大赫，在气穴下一寸。　气穴，在四满下一寸。　四满，在中注下一寸，气海旁一寸。　中注，在肓俞下一寸。

肓俞，在商曲下一寸，去脐旁五分。 自横骨至肓俞，考之《资生经》，去中行各一寸半，关元、中极，并任脉穴，足三阴、任脉之会。

其直者，从肾上贯肝膈，入肺中，循喉咙，挟舌本。

其直行者，从肓俞属肾处上行，循商曲、石关、阴都、通谷诸穴，贯肝上，循幽门上膈，历步廊，入肺中，循神封、灵墟、神藏、或中、俞府，而上循喉咙，并人迎，挟舌本而终也。 商曲，在石关下一寸。 石关，在阴都下一寸。 阴都，在通谷下一寸。 通谷，在幽门下一寸。 幽门，挟巨厥旁五分①。 商曲至通谷，去腹中行各五分。 步廊，在神封下一寸六分陷中。 神封，在灵墟下一寸六分陷中。 灵墟，在神藏下一寸六分陷中。 神藏，在或中下一寸六分陷中。 或中，在俞府下一寸六分陷中。 俞府，在巨骨下，璇玑旁二寸陷中。 自步廊至或中，去胸中行各二寸，并仰而取之。 人迎穴，见足阳明经。

其支者，从肺出，络心，注胸中。

两乳间为胸中。 支者，自神藏别出绕心，注胸之膻中，以交于手厥阴也。

是动，则病饥不欲食，面黑如地色②，欬唾则有血，喝喝而喘，坐而欲起，目䀮䀮③如无所见，心如悬，若饥状，气不足则善恐，心惕惕如人将捕之，是谓骨厥。 是主肾所生病者，口热，舌干，咽肿，上气，嗌干及痛，烦心，心痛，黄疸，肠澼，脊臀股内后廉痛，痿，厥，嗜卧，足下热而痛。 盛者，寸口大再倍于人迎；虚者，寸口反小于人迎也。

【校注】

① 五分：承注本＂五＂上有＂各＂字。

② 面黑如地色：《灵枢经·经脉》作＂面如漆柴＂。

③ 肮肮（huāng 荒）：（目光）昏花模糊。

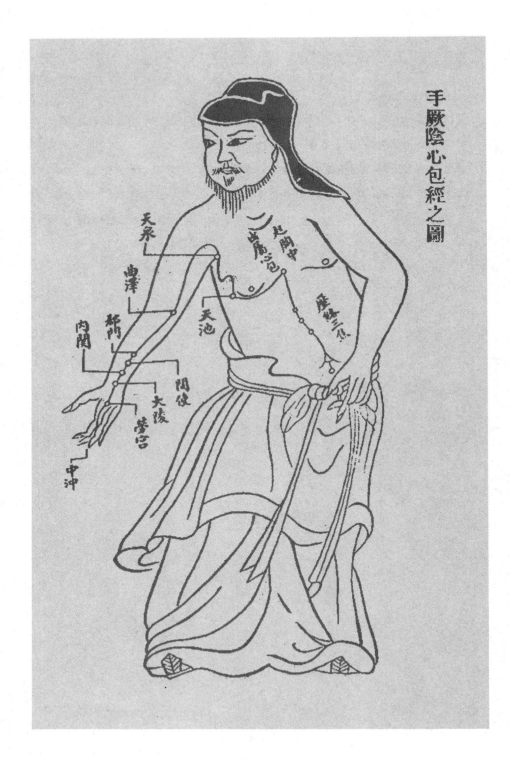

天泉

丹閣中
曲眉心包

曲澤

天池

郄門

膺腔三

內關

間使

大陵

勞宮

中沖

手厥阴心包经穴歌

九穴心包手厥阴,天池天泉曲泽深,郄门间使内关对,大陵劳宫中冲备。

手厥阴心包之经

（凡九穴，左右共十八穴。 是经多血少气。）

心包，一名手心主。 以脏象校之，在心下横膜之上，竖膜之下，与横膜相粘。 而黄脂漫裹者心也，其漫脂之外，有细筋膜如丝，与心肺相连者，心包也。 或问：手厥阴经曰心主，又曰心包络，何也？ 曰：君火以名，相火以位，手厥阴代君火行事，以用而言，故曰手心主；以经而言，则曰心包络。 一经而二名，实相火也。

手厥阴之脉，起于胸中，出属心包，下膈，历络三焦。

手厥阴，受足少阴之交，起于胸中，出属心包，由是下膈，历络于三焦之上脘、中脘及脐下一寸，下焦之分也。

其支者，循胸出胁，下腋三寸，上抵腋下，下循臑内，行太阴、少阴之间，入肘中。

胁上际为腋，自属心包，上循胸出胁，下腋三寸天池穴，上行抵腋下，下循臑内之天泉穴，以介乎太阴、少阴两经之中间，入肘中之曲泽也。　天池，在腋下三寸，乳后一寸，著胁直腋撅肋间①。　天泉，在曲腋下，去臂二寸，举臂取之。　曲泽，在肘内廉下陷中，屈肘得之。

下臂行两筋之间，入掌中，循中指，出其端。

由肘中下臂，行臂两筋之间，循郄门、间使、内关、大陵，入掌中劳宫穴，循中指，出其端之中冲云。　郄门，在掌后，去腕五寸。　间使，在掌后三寸，两筋间陷中。　内关，在掌后，去腕二寸。　大陵，在掌后，两筋间陷中。　劳宫，在掌中央，屈无名指取之。《资生经》去②"屈中指"，以今观之，莫若屈中指、无名指两者之间取之为允③。　中冲，在手中指端，去爪甲如韭叶陷中。

其支别者④，从掌中⑤，循小指次指出其端。

小指次指，无名指也，自小指逆数之，则为次指云。　支别者，自掌中劳宫穴别行，循小指次指出其端，而交于手少阳也。

是动，则病手心热，臂肘挛急，腋肿，甚则胸胁支满，心中澹澹大动，面赤，目黄，喜笑不休。　是主脉所生病者，烦心，心痛，掌中热。盛者，寸口大一倍于人迎；虚者，寸口反小于人迎也。

【校注】

① 撅肋间：天池穴位于乳头外 1 寸，当第四肋间隙。此处在胸大肌外下部，无论
男女，均高起于肋骨或肋间，故曰"撅肋间"。"撅"，翘起也。

② 去：据文义当为"云"，薛氏本亦作"云"，当从。

③ 允：妥当，得当。

④ 其支别者：《灵枢经·经脉》作"其支者"。

⑤ 从掌中：《灵枢经·经脉》作"别掌中"。

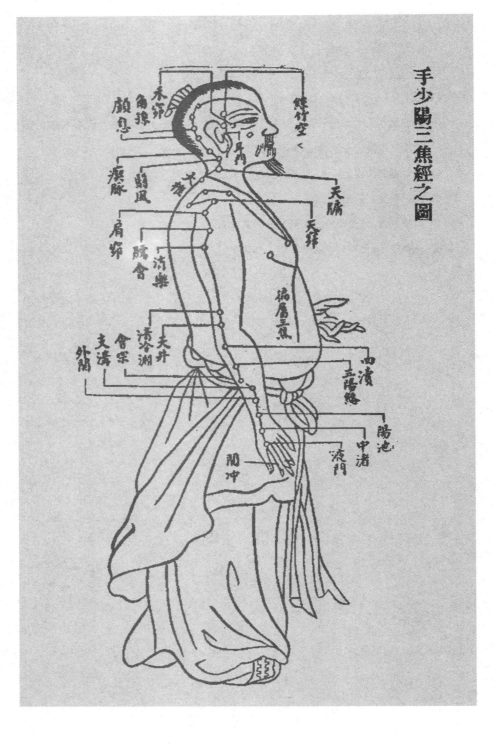

手少陽三焦經之圖

手少阳三焦经穴歌

二十三穴手少阳，关冲液门中渚傍，阳池外关支沟会，会宗三阳四渎配，天井合去清冷渊，消泺臑会肩髎偏，天髎天牖全翳风，瘈脉颅息角孙通，耳门禾髎丝竹空。

手少阳三焦之经

（凡二十三穴，左右共四十六穴。 是经多气少血。）

三焦者，水谷之道路，气之所终始也。 上焦在心下下膈，在胃上口，其治在膻中，直两乳间陷者中；中焦在胃中脘，当脐上四寸，不上不下，其治在脐旁；下焦当膀胱上口，其治在脐下一寸。

手少阳之脉，起于小指次指之端，上出次指之间①，循手表腕②，出臂外两骨之间，上贯肘。

臂骨尽处为腕，臑尽处为肘。 手少阳起小指次指端关冲穴，上出次指之间，历液门、中渚，循手表腕之阳池，出臂外两骨之间，循外关、支沟、会宗、三阳络、四渎，乃上贯肘，抵天井穴也。 关冲，在手小指次指之端，去爪甲如韭叶。 液门，在手小指次指间陷中。 中渚，在手小指次指本节后间陷中。 阳池，在手表腕上陷中。 外关，在腕后二寸陷中，别走手心主。 支沟，在腕后三寸，两骨间陷中。 会宗，在腕后三寸，空中一寸。 三阳络，在臂上大交脉，支沟上一寸。四渎，在肘前五寸，外廉陷中。 天井，在肘外大骨后上一寸，两筋间陷中，屈肘得之，甄权③云：曲肘后一寸，叉手按膝头取之，两筋骨罅。

循臑外上肩，交出足少阳之后④，入缺盆，交膻中，散络心包，下膈，偏属三焦。

肩肘之间，髃下对腋处为臑。 从天井上行，循臂臑之外，历清冷渊、消泺，行手太阳之里，阳明之外，上肩，循臑会、肩髎、天髎，交出足少阳之后，过秉风、肩井，下入缺盆，复由足阳明之外而交会于膻中，散布络绕于心包，乃下膈，当胃上口以属上焦，于中脘以属中焦，于阴交以属下焦也。 清凉渊⑤，在肘上二寸，伸肘举臂取之。 消泺，在肩下臂外间，腋斜肘分下行。 臑会，在肩前廉，去肩头三寸。 肩髎，在肩端臑上⑥，举臂取之。 天髎，在肩，缺盆中上毖骨之际陷中。秉风，见手太阳经，手足少阳、手太阳、阳明之会。 肩井，见足少阳经，手足少阳、阳维之会。 缺盆，足阳明经穴。 膻中，见任脉，心包相火用事之分也。 中脘、阴交，见任脉，三焦之募，任脉所发也。

【校注】

① 次指之间：指小指与次指之间。《灵枢经·经脉》作"两指之间"，与此义同。

② 手表腕：指手腕的背面。

③ 甄权：约541—643年，许州扶沟（今河南扶沟）人，他一生著述颇多，绘有

《明堂人形图》一卷；撰有《针经钞》三卷，《针方》和《脉诀赋》各一卷，《药性论》四卷。

④ 交出足少阳之后：《灵枢经·经脉》作"而交出足少阳之后"。

⑤ 清凉渊：应为"清冷渊"，薛氏本、承氏本作"清冷渊"，当从。

⑥ 在肩端腘上：薛氏本、承氏本作"在肩端臑上"，当从。

其支者，从膻中，上出缺盆，上项，挟耳后直上，出耳上角，以屈下颊至𫐄。

脑户后为项，目下为𫐄。　其支者，从膻中而上出缺盆之外，上项过大椎，循天牖，上挟耳后，经翳风、瘈脉、颅息，直上出耳上角，至角孙，过悬厘、颔厌，及过阳白、睛明，屈曲下颊至𫐄，会颧髎之分也。大椎，见督脉，手足三阳、督脉之会。　天牖，在颈大筋外，缺盆上，天窗后（天窗后，《资生经》作天容后），天柱前，完骨下，发际上。　悬厘、颔厌，见足少阳经，手足阳明、少阳之交会也。　翳风，在耳后尖角陷中，按之引耳中痛。　瘈脉，在耳本后，鸡足青脉中。　颅息，在耳后青脉中。　角孙，在耳郭中间上，开口有空。　阳白，见足少阳经，手足阳明、少阳之会。　睛明，见足太阳经。　颧髎，见手太阳经，手少阳、太阳之会也。

其支者，从耳后入耳中①，却出至目锐眦。

此支从耳后翳风穴，入耳中，过听宫，历耳门、和髎，却出至目锐眦，会瞳子髎，循丝竹空而交于足少阳也。　听宫，见手太阳经，手足少阳、手太阳三脉之会。　耳门，在耳前起肉，当耳缺中。　和髎，在耳前兑发下横动脉。　瞳子髎，见足少阳经，手太阳、手足少阳之会。　丝竹空，在眉后陷中。

是动，则病耳聋浑浑焞焞②，嗌肿，喉痹。　是主气所生病者，汗出，目锐眦痛，颊痛，耳后、肩、臑、肘、臂外皆痛，小指次指不用。
盛者，人迎大一倍于寸口；虚者，人迎反小于寸口也。

【校注】

① 入耳中：《灵枢经·经脉》"入耳中"之下有"出走耳前，过客主人前，交颊"
十一字。

② 浑浑焞焞（tūntūn 吞吞）：浑沌听不清楚。

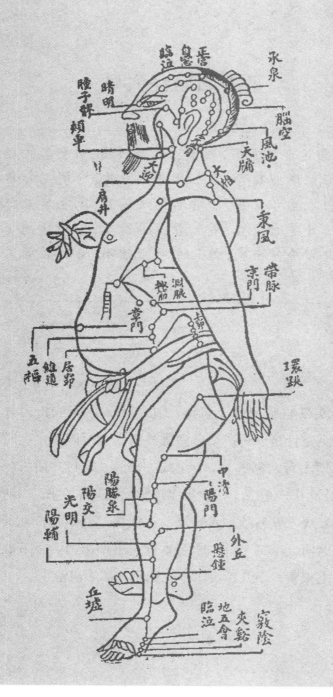

足少陽膽經之圖

足少阳胆经穴歌

少阳足经瞳子髎,四十三穴行迢迢,听会客主颔厌集,悬颅悬厘曲鬓翘,率谷天冲浮白次,窍阴完骨本神企,阳白临泣开目窗,正营承灵及脑空,风池肩井渊腋长,辄筋日月京门当,带脉五枢维道续,居髎环跳下中渎,阳关阳陵复阳交,外丘光明阳辅高,悬钟丘墟足临泣,地五侠溪窍阴毕。

此经,头部自瞳子髎至风池,凡二十穴,作三折向外而行。始瞳子髎,至完骨是一折;又自完骨外折,上至阳白,会睛明是一折;又自睛明上行,循临泣、风池是一折。缘其穴曲折外,多离为科牵①,故此作一至二十,次第以该②之:一瞳子髎,二听会,三客主人,四颔厌,五悬颅,六悬厘,七曲鬓,八率谷,九天冲,十浮白,十一窍阴,十二完骨,十三本神,十四阳白,十五临泣,十六目窗,十七正营,十八承灵,十九脑空,二十风池。

足少阳胆之经

（凡四十三穴，左右共八十六穴。 是经多气少血。）

胆在肝之短叶间，重三两三铢，包精汁三合。

足少阳之脉，起于目锐眦，上抵角③，下耳后。

足少阳经，起目锐眦之瞳子髎，于是循听会、客主人，上抵头角，循颔厌，下悬颅、悬厘，由悬厘外循耳上发际，至曲鬓、率谷。 由率谷外折，下耳后，循天冲、浮白、窍阴、完骨，又自完骨外折，上过角孙，循本神，过曲差，下至阳白会晴明，复从晴明上行，循临泣、目窗、正营、承灵、脑空、风池云。 瞳子髎，在目外眦五分。 听会，在耳前陷中，上关下一寸动脉宛宛中，张口得之。 客主人，在耳前起骨上廉，开口有空，动脉宛宛中。 颔厌，在曲周下颞颥④（一名脑空）上廉。 悬颅，在曲周上颞颥中。 悬厘，在曲周上颞颥下廉。 曲鬓，在耳上发际，曲隅陷中，鼓颔有孔。 率谷，在耳上如前三分，入发际一寸五分，陷者宛宛中。 天冲，在耳后发际二寸耳上，如前三分。 浮白，在耳后入发际一寸。 窍阴，在完骨上、枕骨下，摇动有空。 完骨，在耳后入发际四分。 角孙，见手少阳经，手足少阳之会。 本神，在曲差旁一寸五分，入发际四分。 曲差，见足太阳经。 阳白，在眉上一寸，直瞳子。 晴明，见足太阳经，手足太阳、少阳、足阳明五脉之会。 临泣，在目上直入发际五分陷中。 目窗，在临泣后一寸。 正营，在目窗后一寸。 承灵，在正营后一寸五分。 脑空，在承灵后一寸五分，挟玉枕骨下陷中。 风池，在颞颥后发际陷中。

【校注】

① "缘其穴曲折外"二句：因为经络多次曲折且穴位甚多，常有人难以判定而受其牵绊。离：享保本、薛氏本、承氏本作"难"，当从。科：判定。牵：牵掣、牵绊。

② 该：通"赅"。

③ 上抵角：《灵枢经·经脉》作"上抵头角"。

④ 颞颥（nièrú 聂如）：头部的两侧靠近耳朵上方的部位。

循颈行手少阳之前，至肩上，却交出少阳之后，入缺盆。

自风池循颈，过天牖穴，行手少阳脉之前，下至肩，上循肩井，却左右相交，出手少阳之后，过大椎、大杼、秉风，当秉风前，入缺盆之外。 天牖，见手少阳经。 肩井，在肩上陷中，缺盆上大骨前一寸半，以三指按取之，当中指下陷中者是。 大椎，见督脉，手足三阳、督脉之会。 大杼，见足太阳经，足太阳、少阳之会。 秉风，见手太阳经，手太阳、阳明、手足少阳之会。 缺盆，见足阳明经。

其支者，从耳后，入耳中，出走耳前，至目锐眦后。

其支者，从耳后颞颥间，过翳风之分，入耳中，过听宫，出走耳前，复自听会至目锐眦，瞳子髎之分也。 翳风，见手少阳经，手足少阳之会。 听宫，见手太阳经，手足少阳、太阳三脉之会。 听会、瞳子髎，见前。

其支者，别目锐眦①，下大迎，合手少阳抵于颛，下加颊车，下颈合缺盆，下胸中②，贯膈，络肝，属胆。

其支者，别自目外瞳子髎而下大迎，合手少阳于頔，当颧髎穴之分，下临颊车，下颈，循本经之前，与前之入缺盆者相合，下胸中天池之外，贯膈，即期门之所络肝，下至日月之分属于胆也。 大迎，见足阳明经。 颧髎、颊车，手太阳穴。 天池，手心主穴，手厥阴、足少阳之会。 期门，足厥阴穴。 日月，见下文，胆之募也。

循胁里，出气冲，绕毛际，横入髀厌^③中。

胁，胠也，腋下为胁。 曲骨之分为毛际。 毛际两旁动脉中为气冲。 捷骨之下为髀厌，即髀枢也。 自属胆处，循胁内章门之里，出气冲，绕毛际，遂横入髀厌中之环跳也。 章门，足厥阴穴，足少阳、厥阴之会。 气冲，足阳明穴。 环跳，在髀枢中。

其直者，从缺盆下腋，循胸过季胁^④，下合髀厌中，以下循髀阳^⑤，出膝外廉。

胁骨之下为季胁。 此直者，从缺盆直下腋，循胸，历渊腋、辄筋、日月穴，过季胁，循京门、带脉、五枢、维道、居髎，由居髎入上髎、中髎、长强，而下与前之入髀厌者相合，乃下循髀外，行太阳、阳明之间，历中渎、阳关，出膝外廉，抵阳陵泉也。 渊腋，在腋下三寸宛宛中，举臂取之。 辄筋，在腋下三寸，腹^⑥前行一寸，著胁陷中。日月，在期门下五分。 京门，在监骨下^⑦，腰中挟脊季肋本^⑧。 带脉，在季肋下一寸八分。 五枢，在带脉下三寸。 维道，在章门下五寸三分。 居髎，在章门下八寸三分，监骨上陷中。 上髎、中髎，并见足太阳经。 上髎为足少阳、太阳之络，中髎则足少阴、少阳所结之会也。长强，见督脉，足少阴、少阳所结之会。 中渎，在髀骨^⑨外，膝上五寸，分肉间陷中。 阳关，在阳陵泉上三寸，犊鼻外陷中。 阳陵泉，在膝下一寸，外廉陷中。

下外辅骨之前，直下抵绝骨之端，下出外踝之前，循足跗上，入小指次指之间。

骱外为辅骨。 外踝以上为绝骨。 足面为跗。 自阳陵泉下外辅骨前，历阳交、外丘、光明，直下抵绝骨之端，循阳辅、悬钟而下，出外踝之前至丘墟，循足面之临泣、地五会、侠豀，乃上入小指次指之间，至窍阴而终也。 阳交，在足外踝上七寸，斜属三阳分肉之间。 外丘，在足外踝上七寸。 光明，在足外踝上五寸。 阳辅，在足外踝上四寸，辅骨前，绝骨端，如前三分，去丘墟七寸。 悬钟，在足外踝上三寸，动脉中。 丘墟，在足外踝下，如前去临泣三寸。 临泣，在足小指次指本节后间陷中，去侠豀一寸半。 地五会，在足小指次指本节后陷中。 侠豀，在足小指次指歧骨间，本节前陷中。 窍阴，在足小指次指端，去爪甲如韭叶。

【校注】

① 别目锐眦：《灵枢经·经脉》作"别锐眦"。

② 下胸中：《灵枢经·经脉》作"以下胸中"。

③ 髀厌：即髋关节，又称"髀枢"。

④ 季胁：即下文之"季肋"，相当于十一、十二肋处。

⑤ 髀阳：指大腿的外侧。

⑥ 腹：薛氏本为"复"，当从。

⑦ 监骨下：指第十二肋骨游离端下方处。 监，通"鉴"，卓立不倚貌。 谓第十二肋末端游离，不与他骨相倚。

⑧ 腰中挟脊季肋本：《针灸大成》引作"腰中季肋本侠脊"。 谓此肋之基部与腰中之脊骨相连。

⑨　髎骨：薛氏本作"髀骨"。

其支者，别跗上，入大指之间，循大指歧骨内出其端，还贯入爪甲，出三毛。

足大指本节后为歧骨。 大指爪甲后为三毛。 其支者，自足跗上临泣穴，别行入大指，循歧骨内出大指端，还贯入爪甲，出三毛，交于足厥阴也。

是动，则病口苦，善太息①，心胁痛不能转侧，甚则面有微尘②，体无膏泽，足外反热，是谓阳厥。 是主骨所生病者，头角③颔痛，目锐眦痛，缺盆中肿痛，腋下瘇，马刀挟瘿，汗出振寒，疟，胸胁肋髀膝外至胫绝骨外踝前及诸节皆痛，小指次指不用。 盛者，人迎大一倍于寸口。 虚者，人迎反小于寸口也。

窌，《广韵》力嘲切，深空之貌，即空隙之谓也。 江西席横家鍼灸书中，诸髎字皆作窌。 岂髎、窌声相近而然，今悉儗④改定。 虽然，所改有不尽者，亦不必苦求之也。

【校注】

① 太息：大声长叹，深深叹息。 太通"叹"。

② 面有微尘：《灵枢经·经脉》作"面微有尘"。

③ 角：享保本作"痛"。《灵枢经·经脉》也作"痛"。

④ 儗：薛氏本、承氏本为"拟"，当从。

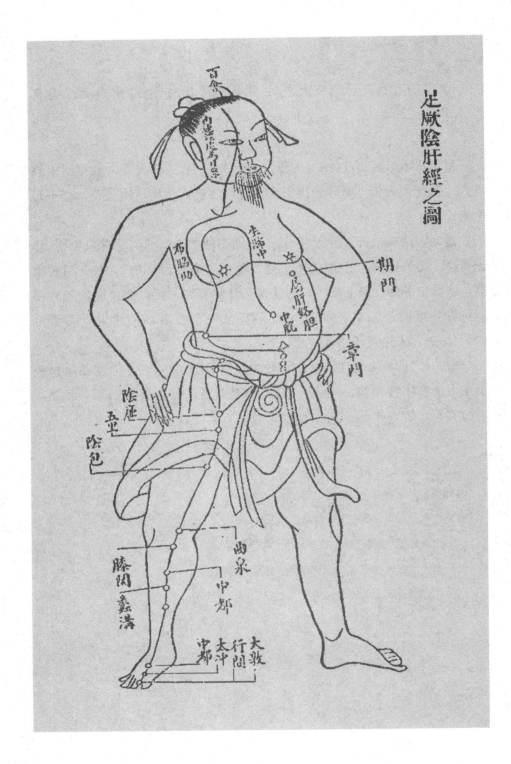

足厥阴肝经穴歌

足厥阴,十三穴,起于大敦行间接,太冲中封注蠡沟,中都膝关曲泉收[①],阴包走五里,阴廉章门期门启。

足厥阴肝之经

(凡十三穴,左右共二十六穴。 是经多血少气。)

肝之为脏,左三叶,右四叶,凡七叶。 其治在左,其脏在右胁、右肾之前,并胃著脊之第九椎。

足厥阴之脉,起于大指聚毛之上,循足跗上廉[②],去内踝一寸。

足大指爪甲后为三毛,三毛后横文为聚毛。 去,相去也。 足厥阴起于大指聚毛之大敦穴,循足跗上廉,历行间、太冲,抵内踝一寸之中封也。 大敦,在足大指端,去爪甲如韭叶,及三毛中。 行间,在足大指间,动脉应手。 太冲,在足大指本节后二寸,或云一寸半动脉陷中。 中封,在足内踝前一寸陷中,仰而取之。

上踝八寸，交出太阴之后，上腘内廉。

　　自中封上踝，过三阴交，历蠡沟、中都，复上一寸，交出太阴之后，上腘内廉，至膝关、曲泉。三阴交，见足太阴经，足少阴、太阴、厥阴之交会也。蠡沟，在内踝上五寸。中都，在内踝上七寸，骱骨中。膝关，在犊鼻下二寸陷中。曲泉，在膝内辅骨下，大筋上，小筋下，陷中，屈膝得之，在膝横文头是。

_____

【校注】

① 收：同"收"。下同。
② 起于大指聚毛之上，循足跗上廉：《灵枢经·经脉》作："起于大指丛毛之际，上循足跗上廉。"

循股，入阴中①，环阴器，抵小腹，挟胃属肝络胆。

　　髀内为股，脐下为小腹。由曲泉上行，循股内之阴包、五里、阴廉，遂当冲门、府舍之分，入阴毛中，左右相交，环绕阴器，抵小腹而上会曲骨、中极、关元，复循章门，至期门之所，挟胃属肝，下日月之分，络于胆也。阴包，在膝上四寸，股内廉两筋间。五里，在气冲下三寸，阴股中动脉。阴廉，在羊矢下，去气冲二寸，动脉中。冲门、府舍，见足太阴。曲骨，见任脉，足厥阴、任脉之会。中极、关元，见任脉，足三阴、任脉之会也。章门，在大横外，直脐季肋端，侧卧屈上足，伸下足，举臂取之。期门，直两乳第二肋端，肝之募也②。日月，见足少阳经。

　　上贯膈，布胁肋，循喉咙之后，上入颃颡③，连目系，上出额，与督脉会于巅。

目内连深处为目系。 颃颡，咽颡也。 自期门上贯膈，行食窦之外，大包之里，散布胁肋，上云门、渊液④之间，人迎之外，循喉咙之后，上入颃颡，行大迎、地仓、四白、阳白之外，连目系，上出额，行临泣之里，与督脉相会于巅顶之百会也。 食窦、大包，足太阴经穴。云门，手太阴经穴。 渊液，足少阳经穴。 人迎、大迎、地仓、四白，见足阳明。 阳白、临泣，见足少阳。 百会，见督脉。

其支者,从目系下颊里,环唇内。

前此连目系，上出额。 此支从目系下行任脉之外，本经之里，下颊里，交环于口唇之内。

其支者,复从肝,别贯膈,上注肺。

此交经之支，从期门属肝处别贯膈，行食窦之外，本经之里，上注肺中，下行至中焦，挟中脘之分，以交于手太阴也。

是动，则病腰痛不可以俛⑤仰，丈夫㿗疝⑥，妇人小腹肿，甚则嗌干，面尘脱色。 是主肝所生病者，胸满，呕逆，洞泄，狐疝，遗溺，癃闭。 盛者，寸口大一倍于人迎；虚者，寸口反小于人迎也。

凡此十二经之病，盛则泻之，虚则补之，热者疾之⑦，寒则留之，陷下则灸之，不盛不虚以经取之。

【校注】

① 循股，入阴中：《灵枢经·经脉》作："循股阴入毛中。"

② 期门，直两乳第二肋端，肝之募也：享保本作"期门，直第二肋端不容傍各一寸五分两乳上，肝之募也。"

③ 颃颡（hángsǎng 杭嗓）：指咽后壁上的后鼻道，位于软腭的后面，是人体与外
　界进行气体交换的必经通道。

④ 渊液：即"渊腋"。

⑤ 俛：同"俯"。

⑥ 㿉（tuì 退）疝：疝气的一种，症见睾丸肿大，不痛或重坠胀痛，或兼见少腹痛
　及阴茎肿者。

⑦ 热者疾之：承本作"热则疾之"。谓治热性病，用针不宜久留，宜较快地拔
　针。

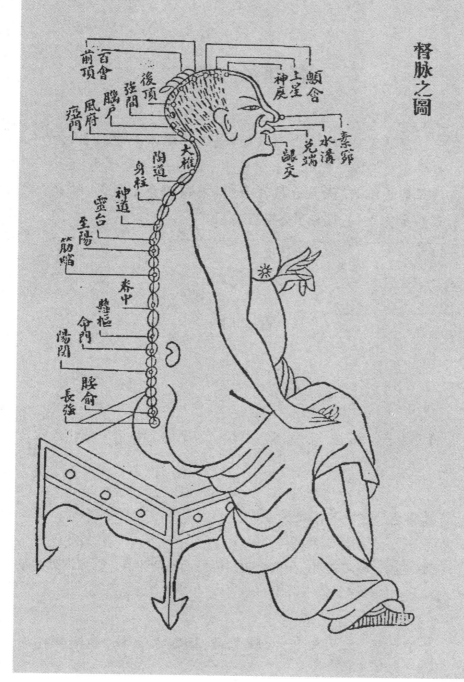

督脉之圖

百會
前頂
顖會
上星
神庭
後頂
強間
腦戶
風府
瘂門

素髎
水溝
兌端
齦交

大椎
陶道
身柱
神道
靈台
至陽
筋縮
脊中
懸樞
命門
陽關
腰俞
長強

督脉经穴歌

督脉背中行,二十七穴始长强,腰腧阳关命门当,悬枢脊中走筋缩,至阳灵台神道长,身柱陶道大椎俞,痖①门风府连脑户,强间后顶百会前,前顶囟会上星圆,神庭素髎水沟里,兑端龂②交斯已矣。

督 脉

(凡二十七穴)

督之为言,都也,行背部之中行,为阳脉之都纲,奇经八脉之一也。

督脉者,起于下极之腧。

下极之腧,两阴之间,屏翳处也,屏翳两筋间为篡,篡内深处为下极,督脉之所始也③。

并于脊里,上至风府,入脑上巅,循额至鼻柱,属阳脉之海也。

脊之为骨，凡二十一椎，通项骨三椎，共二十四椎。 自屏翳而起，历长强穴，并脊里而上行，循腰腧、阳关、命门、悬枢、脊中、筋缩、至阳、灵台、神道、身柱，过风门，循陶道、大椎、瘂门，至风府入脑，循脑户、强间、后顶，上巅，至百会、前顶、囟会、上星、神庭，循额至鼻柱，经素髎、水沟、兑端，至龈交而终焉。 云阳脉之海者，以人之脉络，周流于诸阳之分，譬犹水也，而督脉则为之都纲，故曰阳脉之海。 屏翳，见任脉，任脉别络，挟督脉、冲脉之会。 长强，在脊骶端。 腰俞，在第二十一椎节下间。 阳关，在第十六椎节下间。 命门，在第十四椎节下间。 悬枢，在第十三椎节下间。 脊中，在第十一椎节下间。 筋缩，在第九椎节下间。 至阳，在第七椎节下间。 灵台，在第六椎节下间。 神道，在第五椎节下间。 身柱，在第三椎节下间。 风门，见足太阳经，乃督脉、足太阳之会。 陶道，在大椎节下间陷中。 自阳关至此诸穴，并俛而取之。 大椎，在第一椎上陷中。 瘂门，在风府后，入发际五分。 风府，在项入发际一寸。 脑户，在枕骨上，强间后一寸五分。 强间，在后顶后一寸五分。 后顶，在百会后一寸五分。 百会（一名三阳五会），在前顶后一寸五分，顶中央旋毛中，直两耳尖，可容豆。 前顶，在囟会后一寸五分陷中。 囟会，在上星后一寸陷中。 上星，在神庭后，入发际一寸陷中，容豆④。 神庭，直鼻上入发际五分。 素髎，在鼻柱上端。 水沟，在鼻柱下人中。 兑端，在唇上端。 龂交，在唇内齿上龂缝中。

【校注】

① 瘂：同"哑"。 下同。

② 龂：同"龈"。 下同。

③ "下极之腧"六句：下极指肛门。 肛门与前阴之中间为屏翳穴。 屏翳即会阴穴，属任脉。 会阴所处的两筋之间称作"篡"，篡处深陷的部位即肛门，肛门

后与尾骨端连线的中点为长强穴。 督脉始于会阴穴，向后经长强（督脉第一穴位）循脊上行。 长强距肛门甚近，故亦有称长强为下极者。

④ 容豆：享保本作"可容豆"，可从。

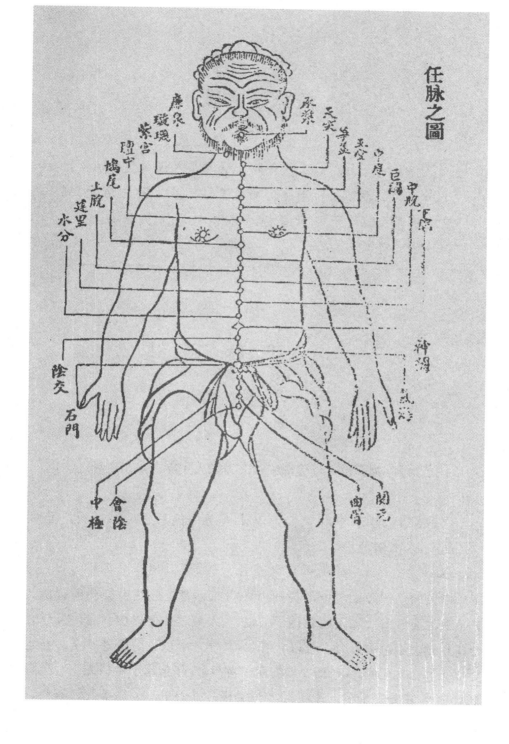

任脉之圖

廉泉
璇璣
紫宮
璜中
鳩尾
上脘
建里
水分

承漿
天突
孕廷
中庭
巨闕
中脘
神闕
氣海

陰交
石門

中極
會陰
曲骨
關元

任脉经穴歌

任脉分三八^①，起于会阴上曲骨，中极关元到石门，气海阴交神阙立，水分下脘循建里，中脘上脘巨阙起，鸠尾中庭膻中莩，玉堂紫宫树华盖^②，璇玑天突廉泉清，上颐还以承浆承。

任　脉

（凡二十四穴）

任之为言，姙^③也，行腹部中行，为妇人生养之本，奇经之一也。

任脉者，起于中极之下，以上毛际，循腹里，上关元，至喉咙，属阴脉之海也。

任与督，一源而二歧，督则由会阴而行背，任则由会阴而行腹。夫人身之有任督，犹天地之有子午也。人身之任督以腹背言，天地之子午以南北言，可以分，可以合者也。分之于以见阴阳之不杂，合之于以见浑沦之无间。一而二，二而一者也。任脉起于中极之下，会阴之分也。由是循曲骨，上毛际，至中极，行腹里，上循关元、石门、气海、阴交、神阙、水分、下脘、建里、中脘、上脘、巨阙、鸠尾、中庭、膻中、玉堂、紫宫、华盖、璇玑、天突、廉泉，上颐，循承浆，环唇上，至龈交分行，系两目下之中央，会承泣而终也。 云阴脉之海者，亦以人之脉络，周流于诸阴之分，譬犹水也，而任脉则为之总任焉，故曰阴脉之海。 会阴，一名屏翳，在两阴间。 曲骨，在横骨上，毛际陷中，动脉应手。 中极，在关元下一寸。 关元，在脐下三寸。 石门，在脐下二寸。 气海，在脐下一寸五分。 阴交，在脐下一寸。 神阙，当脐中。 水分，在下脘下一寸，上脐一寸。 下脘，在建里下一寸。 建里，在中脘下一寸。 中脘，在上脘下一寸，《灵枢经》云：骺骭（即岐骨也）④以下至天枢（天枢，足阳明经穴，挟脐二寸，盖与脐平直也），长八寸，而中脘居中是也。 然人胃有大小，亦不可拘以身寸，但自骺骭至脐中，以八寸为度，各依部分取之。 上脘，在巨阙下一寸，当一寸五分，去蔽骨三寸。 巨阙，在鸠尾下一寸。 鸠尾，在蔽骨之端，言其骨垂下如鸠形，故以为名，臆前蔽骨下五分也。 人无蔽骨者，从歧骨际下行一寸。 中庭，在膻中下一寸六分。 膻中，在玉堂下一寸六分，两乳间。 玉堂，在紫宫下一寸六分。 紫宫，在华盖下一寸六分。 华盖，在璇玑下二寸(《资生经》云一寸)。 璇玑，在天突下一寸陷中。 天突，在颈结喉下一寸宛宛中。 廉泉，在颔下结喉上舌本，阴维、任脉之会，仰而取之。 承浆，在唇下陷中，任脉、足阳明之会。龈交，见督脉，任督二脉之会。 承泣，见足阳明，跷脉、任脉、足阳明之会也。

　　按：任督二脉之直行者，为腹背中行诸穴所系，今特取之，以附十二经之后，如《骨空论》所载者，兹不与焉。 其余如冲、带、维、跷所经之穴，寔⑤则寄会于诸经之间尔。 诚难与任督二脉之灼然行腹背者比，故此得以略之。 虽然，因略以致详，亦不害于兼取也，故其八脉全篇，仍别出于下方云。

　　上十四经正文，并与《金兰循经》同。

十四经发挥卷中终

【校注】

① 任脉分三八：任脉的穴位共分二十四个。 此句疑有脱文。 1986 年本作 "任脉引腹分三八"，可参。

② 玉堂紫宫树华盖：薛氏本、承氏本作 "玉堂紫宫华盖树"。

③ 姙："妊" 的异体字。

④ 𩪡骭（即岐骨也）：𩪡骭（hégàn 曷干），指胸骨剑突部。 凡两骨交叉处，皆谓 "歧骨"。 此处乃胸骨与左右胁弓交叉成剑胸联合，故称 "胸下歧骨"。

⑤ 寔："实" 的异体字。

卷　下

奇经八脉篇

奇经八脉篇

脉有奇常,十二经者,常脉也。奇经八脉,则不拘于常,故谓之奇经。盖以人之气血,常行于十二经脉,其诸经满溢,则流入奇经焉。奇经有八脉:督脉督于后,任脉任于前,冲脉为诸脉之海,阳维则维络诸阳,阴维则维络诸阴。阴阳自相维持,则诸经常调。维脉之外有带脉者,束之犹带也。至于两足蹻脉,有阴有阳,阳蹻行诸太阳之别,阴蹻本诸少阴之别。譬犹圣人,图设沟渠,以备水潦,斯无滥溢之患。人有奇经,亦若是也。今总集奇经八脉所发者,气穴处所,共成一篇,附之发挥之后,以备通功①云。

【校注】

① 功:承本作"攻(同'考')",当从。

督　脉

督脉者,起于小腹以下骨中央,女子以系廷孔之端①。其络循阴器,合篡间,绕篡后,别绕臀,至少阴,与巨阳中络者合少阴,上腹内后廉,贯脊属肾。与太阳起目内眦,上额,交巅上,入络脑,还出别下项,循肩髆②内,挟脊抵腰中,入循脊③络肾。其男子循茎下至篡,与女子等。其少腹直上者,贯脐中央,上贯心,入喉,上颐环唇,上系两目之中。此生病,从少腹上冲心而痛,不得前后,为冲疝④,其女子不孕、癃、痔、遗溺,嗌干,治在督脉。

督脉之别，名曰长强，侠脊，上项而⑤散，上头，下当肩胛左右，别走太阳，入贯脊。实则脊强，虚则头重，取之所别。故《难经》曰：督脉者，起于下极之腧，并于脊里，上至风府，入属于脑，上巅，循额至鼻柱，属阳脉之海也。此为病，令人脊强反折。

督脉，从头循脊骨入骶，长四尺五寸，凡二十七穴。（穴见前）

按《内经》督脉所发者二十八穴，据法，十椎下一穴名中枢，阴尾骨两傍二穴名长强，共有二十九穴，今多断交一穴，少中枢一穴，会阳二穴，则系督脉别络，与少阳会，故止⑥载二十七穴。（穴已见前）

【校注】

① 以系廷孔之端：薛氏本作"入系廷孔之端"。《素问·骨空论》为"入系廷孔，其孔，溺孔之端也"。

② 肩髆（bó 博）：肩胛骨。

③ 膂（lǚ 吕）：脊梁骨。

④ 冲疝：疝证之一种。多因寒湿之邪，郁结为热，复为寒邪所袭而发。证见少腹疼痛，痛引睾丸，其气上冲于心而痛，大小便不利等。

⑤ 而：原无，据薛氏本补。

⑥ 止：仅，只。下同。

任　脉

任脉者，与冲脉皆起于胞中，循脊里，为经络之海。其浮而外者，循腹上行，会于咽喉，别而络唇口。血气盛，则肌肉热；血独盛，则渗灌皮肤生毫毛。妇人有余于气、不足于血，以其月事数下，任冲并伤故也。任冲之交脉，不营其口唇，故髭须不生。是以任脉为病,男子内结七疝,女子带下瘕聚。故《难经》曰:任脉起于中极之下,以上毛际,循腹里,上关元,至咽喉,上颐,循面入目,属阴脉之海。

凡此任脉之行,从胞中上注目,长四尺五寸,总二十四穴。(穴见前)

按:《内经》云,任脉所发者二十八穴,经阙一穴,实有二十七穴。内龂交一穴,属督脉,承泣二穴,属足阳明、蹻脉,故止载二十四穴。(穴已见前)

阳蹻脉

阳蹻脉者,起于跟中,循外踝上行,入风池。其为病也,令人阴缓而阳急。两足蹻脉本太阳之别,合于太阳,其气上行,气并相还,则为濡目,气不营则目不合。男子数其阳,女子数其阴,当数者为经,不当数者为络也。蹻脉长八尺。所发之穴,生于申脉(外踝下,属足太阳经),以辅阳为郄(外踝上),本于仆参(跟骨下),与足少阴会于居髎(章门下),又与手阳明会于肩髃及巨骨(并在肩端),又与手足太阳、阳维会于臑俞(在肩甝后,胛骨上廉),与手、足阳明会于地仓(口吻两旁),又与手、足阳明会于巨髎(鼻两旁),又与任脉、足阳明会于承泣(目下七分)。以上为阳蹻脉之所发,凡二十穴,阳蹻脉病者宜刺之。

阴蹻脉

阴蹻脉者,亦起于跟中,循内踝上行,至咽喉,交贯冲脉。

此为病者,令人阳缓而阴急。故曰蹻脉者,少阴之别,别于然谷之后,上内踝之上,直上循阴股入阴,上循胸里,入缺盆,上出人迎之前,入鼻,属目内眦,合于太阳。女子以之为经,男子以之为络。两足蹻脉，长八尺，而阴蹻之郄在交信（内踝上二寸），阴蹻脉病者取此。

冲　脉

冲脉者，与任脉皆起于胞中，上循脊里，为经络之海，其浮于外者，循腹上行，会于咽喉，别而络唇口。故曰：冲脉者，起于气冲，并足少阴之经，侠脐上行，至胸中而散。

此为病，令人逆气里急。《难经》则曰并足阳明之经。以穴考之，足阳明侠脐左右各二寸而上行，足少阴侠脐左右各五分而上行。《针经》所载冲脉与督脉，同起于会阴，其在腹也，行乎幽门、通谷、阴都、石关、商曲、肓俞、中注、四满、气穴、大赫、横骨，凡二十二穴，皆足少阴之分也。然则曰①脉，并足少阴之经明矣。

阳维脉

阳维维于阳，其脉起于诸阳之会，与阴维皆维络于身。若阳不能维于阳，则溶溶②不能自收持。其脉气所发，别于金门（在足外踝下太阳之郄），以阳交为郄（在外踝上七寸），与手、足太阳及蹻脉会于臑俞（肩后胛上廉），与手、足少阳会于天髎（在缺盆上），又会于肩井（肩上），其在头也，与足少阳会于阳白（在肩上），上于本神及临泣，上至正营，循于脑空，下至风池，其与督脉会，则在风府及痖门。《难经》云：阳维为病，苦寒热。

此阳维脉气所发，凡二十四穴。

【校注】

① 曰：享保本作"冲"，当从。

② 溶溶：缓慢无力的样子。

阴维脉

阴维维于阴，其脉起于诸阴之交。若阴不能维于阴，则怅然失志。其脉气所发者，阴维之郄，名曰筑宾（见足少阴），与足太阴会于腹哀、大横，又与足太阴、厥阴会于府舍、期门，与任脉会于天突、廉泉。《难经》云：阴维为病，苦心痛。

此阴维脉气所发，凡十二穴。

带　脉

带脉者，起于季胁，回身一周。其为病也，腰腹纵容，如囊水之状。其脉气所发，在季胁下一寸八分。正名带脉，以其回身一周如带也。又与足少阳会于维道。此带脉所发，凡四穴。

以上杂取《素问》、《难经》、《甲乙经》、《圣济总录》中，参合为篇。

十四经发挥卷下终

校注者简介

赖谦凯：男，长期从事中医教学和中医古籍的研究工作，任河南中医学院中医文献研究所负责人，承担科技部国家科技基础条件平台建设项目"医药卫生科学数据共享网"子项目的课题负责人，现任中国中西医结合学会信息专业委员会常务委员。获得河南省科技进步二等奖、河南省教育厅科技成果一等奖、河南省中医药管理局科技进步二等奖、河南省教育厅教学优秀成果二等奖等多项奖项。

田艳霞：女，1972 年出生，河南焦作市人，博士研究生，河南中医学院教师。近年来，发表论文多篇，出版专著 3 部，主持和参与部级和厅级项目 3 项，获得河南省社会科学优秀成果奖 1 项。